與焦慮和解2

破除自我批判、極端思維、逃避心理，
洞悉壞習慣根源，使你過得更快樂的自我療癒指南

The Healthy Mind Toolkit

Simple Strategies to Get Out of
Your Own Way and Enjoy Your Life

Alice Boyes 愛麗絲・博耶斯———— 著

蔡心語————譯

高寶書版集團

獻給莎莉絲特——一位最符合母親盼望的好女兒

目錄
CONTENTS

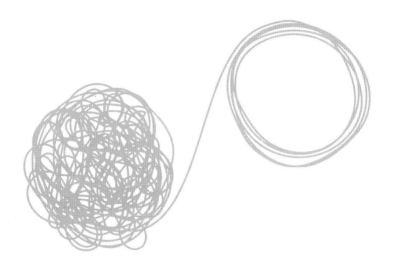

第一部

什麼是自毀？人為何會自我毀滅？

第一章

熱烈歡迎

你是否曾因忽然發現給自己找了麻煩而懊惱不已？也許是你疲於奔命地執行老闆的命令，卻一無所獲；或是在店裡購物時沒有事先規劃，回到家不得不勉強吞下整筒家庭號爆米花；或是你不知道自己能力夠不夠，只得放棄大好機會。不管你遇到的是哪一種狀況，它們都有一個共通點──你正在妨礙自己前進。

透過本書，你會明白自己在許多方面裹足不前，我將助你找到解決之道，把這個習慣甩得遠遠的。我還會助你躲開自毀的陷阱，好讓你擁有清明而平靜的腦子，提升你的生產力，使你過得更加自由，更為收放自如。

我要和你攜手合作，一同找出那些錯誤決定。接著我會按照你的本質、生活方式和喜好，幫你設計一套個人專屬工具包，裡面有你需要的技巧，讓你的觀念和行動變得積極樂觀。開始啟用後，你會感到更輕鬆，生活步上正軌，能以足夠的抗壓性面對每天必經關卡，還能承擔各種

有意義的挑戰。

本書分為五個部分：了解自己、基本技能、改正錯誤觀念、關係心理學，以及最後的工作與金錢。現代生活已經夠讓我們忙碌，大多數人無暇或無力運用過於複雜及難懂的觀念。我將和你針對兩個層面努力：一是「學會如何實現更多願望」，二是「如何知行合一」，以便你順利發揮內心想法與本書傳授的技巧。

自毀是一種相當常見的行為，天下絕對不只你一個人如此。雖然每個人都有獨特的思考模式和習慣，但其實很多人的模式都差不多。我們將一起在本書中探討各種問題模式。我已找到簡單而始終有效的對策，足以應付許多情況。這些對策幫助我減少壓力，當我無意間切入自毀模式，即使是百忙之中也能輕易察覺並立刻改正。舉個例子，現在的我應付許多方面的事物都能游刃有餘，包括休息、關掉手機、排定工作順序、檢視挑戰並執行最簡便的對策、在小心翼翼與悠閒自得之間保持平衡（避免過度擔心和思慮太多）等等，而且再也不會小事聰明大事糊塗。

我發現在某些情況下，人們很難避免自毀行為。每當遇上挑戰或發生意外，我總會立刻有反應，變得焦慮而戒備。比如說，我家已經決定好度假計畫，有個朋友恰巧也休假，便提議與我們一起拜訪共同的朋友。我的第一個

反應（內心小劇場）是「要分配好三組寶寶的休息時間還真要命」。不過我很了解自己，每當面臨**任何**改變計畫的提議時，我的第一反應都是負面思考。果然，我盤算幾分鐘後，頓時明白三位好友的相聚多麼難得，時間表和計畫根本微不足道。我的反射性猶豫即刻化為與兩位好友相聚的興奮之情。同樣地，如果有人提出出乎意料的要求，我往往會過度放大。但我很快會冷靜下來，退一步思考，明白對方的請求應該可以達成，沒什麼大不了（甚至有絕對的把握）。遇上比較棘手的要求（好比要我做不想做的事），等到我抽空仔細思考並衡量，往往能想出簡便的折衷辦法或是替代方案。雖然我有敏銳的洞察力，能在短時間切入這個模式，但最初防備心大起時仍難以掩飾，此時便需要冷靜下來，接著啟動「清理」模式：向對方道歉，或者改正態度。

在理想狀況下，運用你在本書讀到的技巧，將能找到避免自毀行為的對策。但現實裡你可能會發現自己和我一樣，又要避免自毀，又要彌補第一反應帶來的傷害。你將會陸續戒除一些不良習慣，但少數幾個仍會持續發威。我將助你培養具有建設性的反應，以免你捲進自我批判、反覆思考或怪罪他人不公平的漩渦中。如此一來，你便能限制（甚至逆轉）任何負面傾向衝擊你個人和人際關係。

有趣的是，許多自毀模式表面看來沒有關連，事實上卻是一體兩面。以下列舉一些常見的例子。有沒有哪一點符合你的特質？

你是否常常：

生活一團混亂，不夠有條理及按部就班	←→	自己訂了一堆規矩和例行公事，墨守成規，不知變通
輕易放棄	←→	過分堅持
很容易衝動，不假思索說做就做	←→	考慮太多，因為無法百分之百安心，所以一再拖延行動
過度樂觀，只注意行動可能帶來的好處，忽略潛在問題	←→	過度悲觀，壓抑好主意，煩惱小事，面對大好機會裹足不前
不深思熟慮，也不會從錯誤中學習	←→	總是沉浸在過往，往往出現過多罪惡感和羞愧感
專注於「當下」，內心只有「我現在想做的事」，不管未來的福祉	←→	專注於「未來」，願意為了將來豐收而犧牲眼前的歡樂
沒什麼責任感，往往將過錯歸咎於他人，你低估了自己對生活的掌控，將責任交到他人手中	←→	責任感太重，你高估了自己對所有人事物的掌控，拒絕授權，凡事一把抓
不明確表達你的偏好	←→	往往強求他人配合你的條件、安排和偏好

對自己的本質了解太少，很少自省	⬅➡	對自己的本質有過度嚴苛的看法，過分自省
往往低估事情的難度或所需時間	⬅➡	往往高估事情的難度或所需時間，而且懷有不必要的恐懼
不愛操勞	⬅➡	過度操勞
不會有效運用零碎時間	⬅➡	閒暇時間塞滿各種有價值的活動，不允許自己「停機」，否則就會充滿罪惡感
格局太大	⬅➡	格局太小
不理會旁人的想法，也不管自己對他人造成的影響	⬅➡	反覆想著別人會怎麼想
有自戀和過度自信的傾向	⬅➡	有自我懷疑的傾向，容易出現「負擔症候群」（即使表現良好，仍然覺得自己不夠格）
太容易相信別人	⬅➡	不容易相信別人，多疑，對別人抱持負面期待
避免和人起衝突	⬅➡	不厭其煩地嘮叨或挑起爭端
認為規矩不適用在自己身上	⬅➡	太守規矩，不曉得規矩背後往往有彈性或灰色地帶
過度犧牲自我	⬅➡	過度自我中心，只為自己活

從上述例子不難發現，自毀有許多種不同的方式（有一些彼此相關，有一些沒有）。有些模式即使相當普遍，每個人表現的樣子也不盡相同。本書無意列舉自毀的每一種形態（若真要如此，恐怕需要一整個圖書館才容納得下），而是提供簡單可行的祕訣，以應付最常見的自我阻撓，並告訴你這些建議背後的原理，好讓你按實際需要加以調整。你愈能善用書中素材對付積習，就愈能洞悉問題根源。若是某些內容你讀了無感，大可以跳過。我會提供大量選擇，讓你找到最適合自己的方法。讀完本書後，你將擁有一整套專屬方案，供你應用在生活中，它同時是全面性的工具包，讓你深入了解自己的問題走向，並成功克服它。

你在書中讀到的說明和祕訣主要是根據認知行為理論與研究而來。**認知行為**一詞聽來正經八百，其實原理很簡單，它將你的思考和行為結合成一股最大的正面力量。這當中有個非常重要的雙重意義：**改變行為是改變思考最快也最有效的方式之一**。健康心理始於健康行為，因此本書舉出許多針對行為的對策，並深入探討行為與思維之間的關係。為了給心靈來一場真正的大掃除，你必須精簡行為以提升效率，並斷開無意識的積習，做出更慎重的選擇。

認知行為這門學科經專家廣泛研究，多半用來治療心理健康問題。透過數十年研究成果可知，從認知行為著手，對於改變情緒和行為具有非常好的功效。焦慮、沮喪及嚴重自毀行為等等都屬於常見心理健康問題，也都會令人陷入反覆思考（執著於過去）、擔憂（執著於未來）及心情低落的魔障中。因此，儘管本書沒有特別著眼於心理健康問題，但若你正飽受抑鬱或焦慮所苦，你會發現書中介紹的方法同樣有助於減少這些問題。

你不必完全消滅自毀行為

運用這本書的目的不在於完全消滅自毀行為。事實上，本書沒有這麼高超的本領，畢竟生活中充滿競爭、需要和欲望，而時間和精力偏偏有限。找出並清除對健康、幸福與人際關係傷害最大的行為模式，這才是比較適合你的目標。比如說，雖然同樣是拖延，一個是遲遲沒有連絡朋友，另一個是發現疑似皮膚癌的畸形痣之後，遲遲沒有連絡醫生，這可是兩回事，絕不能相提並論。我會幫你釐清，什麼事應該從細微處加以注意，什麼事又可以不在意。重要的是專心對付那些對你傷害最大的自毀行為，而非消滅自毀行為的頻率或次數。當你能夠辨別哪些行為模

式造成最嚴重的後果，就能消滅自毀行為對生活造成的最大破壞。

設定目標

當你將本書的建議一一落實在生活中，你會發現一個矛盾的現象：自己一方面努力克服自毀模式，另一方面它依然如影隨形，阻礙你前進。妙極了，是吧？好比你常常浮現這樣一個念頭：不用找出什麼傷害最大的行為，也不用試了。為了防止這個念頭跳出來攪局，不妨看看幾個書中建議的方法。現在就從下列選項挑一個，你將能避免自己因為過度躁進，想要一次解決所有自毀行為，反而不知所措，最後乾脆放棄。

選項一：統計一下，當你運用這本書，制定一套可行的專屬目標，並努力實踐，將會得到多麼豐厚的報酬。舉例說明：你購買本書付出的金錢，閱讀並吸收書中建議所耗費的時間，計算過後，你會樂意找出並改進五個自毀模式。

選項二：如果自毀模式僅在某方面影響你的生活（好比人際關係或工作），你可以單從這方面下手，本書其他方面的建議就當成閱讀樂趣，不必付諸行動。

選項三：如果你比較希望面面俱到，可以選擇在五個方面各改進一項，包括：自律、組織、人際關係、工作和金錢。或者你可以從本書每一章選一個建議，進行積極正面的改變。

試試看

根據上述建議，請從中挑選你閱讀本書的初始目標。當你將這些祕訣和對策應用在生活中時，你希望獲得什麼回報？基本目標都達成後，你可以制定進階目標，但若一開始定得太高，最後會因為負擔太大而放棄。

如果擔心自己意志力薄弱會半途而廢，以致**回頭**又從最喜歡的建議開始執行，那麼不妨在準備進入下一個建議時暫停一下，先反覆練習原來的建議，直到變成日常習慣，接下來再挑選書中其他建議執行。如果你恰巧是「光說不練」的那種人，這個方式或許對你特別有用。

做好心理準備：你不一定完全了解自身行為模式

從前，我在家鄉紐西蘭自行開業，擔任臨床心理醫師，後來才開始寫書。我發現一種固定模式：患者和我為

了解決某個特定心理問題，往往需要耗費一段時間。接下來，患者似乎對自己的問題有了清楚的認識，結束療程時，他們因這全新的認識和解決方案而心滿意足。但過了幾個星期、一個月，甚至才剛過幾天，患者表示已經解決的問題再度出現。然而，問題雖然一樣，但在患者看來情況似乎不同，因此他們沒想到要用學會的方法來解決新的情況。

如果你也遇到相同情形，請注意，這是很常見的問題。不是只有你，每個人都會遇到。醫生不一定會對患者解釋，適用於某種特定情形的觀念和方法，同樣適用其他情形。問題發生時，儘管情況明明一樣，在我們眼裡看來往往完全不同，而且毫無關連。有時候，你必須花費一番工夫，才能有效控制自己，不再出現重複的行為模式。只要秉持耐心和寬容，不屈不撓，自然能達成目標。當你自認已經解決某個行為模式，卻忽然發現自己重蹈覆轍，你可能會震驚得捂著臉。這種事隨時可能發生，最好要有心理準備。你或許並未完全了解某個行為模式，除非你能舉出生活中至少十個相關例子。

即使你對自毀模式已經徹頭徹尾地了解，也掌握各種有效的對策，但你至少會有數次掉進舊陷阱的經驗。這裡有個好消息，一旦你達到這個層級，不會像一開始不明

白事情原委，要改正它也不會像最初那麼困難或費勁。這時運用策略會變成下意識動作一樣輕鬆隨意。當你注意到自己正在重複相同模式，不管是立刻祭出有效解決辦法，或者只是因為你意識到自己有能力揪出問題，下次再採取應變措施時，都能讓你感到心滿意足。

擺脫苛刻的自我批判

如果你發現自己讀到那些行為模式時，心裡的反應往往是「反正我就這樣」，別忘了大家都會出現自毀行為。本書列舉的都是最常見的行為模式。包括我在內，很多人的自毀經驗多到不能再多，大家都傷痕累累。在前進的道路上，羞愧和自我批判只會扯你的後腿，非常不值得。還有一點務必牢記，像本書這樣的讀物，常會吸引有完美主義而且背負過多責任的讀者，你可能會覺得自己把生活、幸福和人際關係都搞得一團亂。如果你真這麼想，在你挑自己毛病時，請同時看看自己有哪些地方做對了。有一句很正面的俗語是這麼說的：「只要有在呼吸，就代表你做的對事比錯事還要多。」既然你能找到本書，顯然代表你具有解決問題的良好直覺及能力，足以執行對策來幫助自己。只注意自己做錯的事，本身就是一種自毀模

式。為什麼會如此？它剝奪了你推動改變所需的信心和沉著。當一個人已經學會運用認知行為技巧，但無法克服心理障礙又欠缺動力，往往是因為此人缺乏自我關懷能力，如影隨形的羞愧和自我批判導致他們裹足不前。

此外，當你閱讀本書時，若發現自己無法決定哪種行為模式應該優先處理，很可能因為你是個嚴以律己的完美主義者。當你對自己抱持極端嚴苛的標準，只要有一點點不完美、錯誤或效率不彰，你就會覺得問題嚴重到令人無法忍受。完美主義者對小失誤和大過錯一視同仁，只要有錯立刻發出猛烈的自我抨擊。嚴以律己的完美主義者滿腦子迴盪著小失誤，即使事過境遷仍然痛苦不已，小事也變成大事。完美主義者的問題在於當局者迷，壓根不曉得自己過於苛求，因為一心只想著完美無缺，在他們眼裡，自我批判合情合理。我將在後文繼續探討這個問題。

擺脫自毀妙招

　　如果你不知道自己有沒有苛待自己，不妨捫心自問：如果老闆和我說話或對待我時，如同我對待自己的方式，我會不會難過、生氣？會不會覺得老闆不公平或太嚴厲？如果答案是肯定的，你就會知道，該對自己好一點了！

祕訣：如果你讀了上述內容，自我感覺極差，可能

是因為：（一）它們勾起你的自我批判反應；（二）你對自己有不切實際的期望；（三）你把解決之道看得太複雜；（四）前三種情形你全都有。以上請多多注意。提醒自己，這些反應都是自毀陷阱的一部分。你讓自己陷入挫敗和羞愧的泥沼中，無法擺脫既有行為模式。

試試看

找出生活中受自毀影響最深的層面，比如飲食、組織，或者你和別人的相處方式。試著捫心自問：我在這方面做對了哪些事？舉個例子，在健康飲食方面，你可以舉出自己每天帶便當上班、早餐吃燕麥、晚餐後不吃其他東西，還有不吃一大堆外食。

當你找出自己做對的那些事，就會明白你並不是從零開始。你擁有基本技能和良好習慣，絕對可以好好發揮。如果你認為自己什麼都沒做到，只能從零開始，那麼你只會覺得改變是一項不可能的任務。

相信自己有能力為自毀習慣找到解決方法

當你一章又一章讀過去，發現怎麼有這麼多東西需要吸收，沒錯，事實就是如此。本書提供數十種簡單可行

的祕訣，並按難易深淺劃分，幫助你全面了解自毀背後錯綜複雜的心態。人性本就複雜，有些章節你可能需要一讀再讀，以便釐清某些觀念，或是某個建議看似抵觸其他建議，你需要調整看待它的角度。許多自毀模式是以「無法容忍模糊和灰色地帶」呈現出來，往往讓人裹足不前。在你閱讀本書時，只要出現疑慮，請試著面對並消除它，而非放棄改變，這對於你擺脫自毀桎梏至關重大。

往好的方面來看，你愈常尋找自毀模式的解決方法，愈常練習去解決它，你就會愈來愈上手。每個人的起步模式都相同：先為幾個問題找出全部或部分解決之道。即便你才剛踏出練習本書建議的第一步，你也會得到下列好處：

- 隨著不斷練習，你將愈來愈容易找出自己的自毀習慣。你不再只是忙於應付自毀的後果，而是努力尋找如何在第一時間避免它發生的方法。
- 你不再像從前一樣消極，你會記得問問自己：「遇到這種事時，有沒有什麼應變之道？」
- 你將更有自信，相信自己能找出富有創意的解決之道。
- 你愈常練習書中的建議，就愈懂得該運用哪些選擇

才能真正發揮效用。你也會漸漸明白，如何簡化學到的對策，讓你更容易上手。

- 有些方法可以反覆運用於不同情境與問題上，不管是完全照做或是稍微修改都有效。比如說，「換位思考」（站在他人立場，設身處地了解他人的想法和感情）這個技巧，運用在家中可助你了解伴侶的想法，運用在職場則可助你了解客戶的想法。如果你在生活中某個層面練習「換位思考」，也會下意識將它運用在其他領域（技巧比觀念更容易在各領域間轉換）。

- 你將對自己改觀。原本你認為自己只是處理自毀模式的門外漢或平庸之輩，之後你會覺得自己漸漸朝專家等級邁進。

準備進行自我實驗

我在書中提供許多小實驗，如同前面已經列出的兩個「試試看」。有些是針對觀念的實驗，只需要寫下你的想法即可，其他則包括如何行動的建議。請記住，**你不必每個「試試看」都嘗試一遍**。只須挑選看起來和自己最相關及符合目前排程的建議去做。把本書當作參考指南是個

不錯的方法，你不需要當萬事通，只要處理好目前最重要的事就行了。幾個月或幾年後，當你有特殊需求，可以再回來深入探索本書。

進行本書的觀念實驗（標題名稱「試試看」）時，你需要找個東西寫下回答，並記下重點。只要有用的工具都可以，舉凡筆記本、谷歌的線上免費文字編輯軟體「文件」、手機的應用程式「筆記本」，或者在電子郵件中寫下回答，再寄給自己（**祕訣：**郵件主旨或標題一致，方便日後搜尋）。

為什麼主動寫筆記如此重要？寫下你對觀念實驗的回應，往往能在過程中靈光一閃，與單憑思考得到的結論截然不同。因此，我極力推薦你寫下所有想法，以獲取最大益處。如果你不擅長寫東西，可以用另一個方式代替，好比找個朋友陪你做觀念實驗。如果你是視覺取向，也可以把想法畫成圖表或流程圖。你還可以將實驗與自己的方法整合運用，需要衡量的條件包括個人喜好或時間多寡，或者為特定實驗挑一個看起來最有用的方式。

有時候觀念實驗會讓你有種「趕鴨子上架」或「考試」的壓迫感。各位，這本書可沒有考試。如果一想到實驗就會害你緊張兮兮或嚇呆，請記住，哪怕你對眼前的問題稍微思考一下，都有助於去除內心的焦慮或恐懼。只要

你喜歡，大可一直閱讀下去，直到找到某個你能勝任的實驗為止。不妨運用彩色標籤貼紙（或者類似的東西），將你覺得特別重要或以後要進行的實驗標示起來。

為何在生活中實驗本書的觀念如此重要？

心理學符合現代科學觀，在世人心目中成為一門科學，不過是一八九〇年代的事，各支派如人際關係心理學也才剛剛起步。舉個例子，直到一九八〇年代晚期，對「愛」的研究才開始蓬勃發展；對其他正向情感與觀念，比如幸福與人生的意義，直到一九九〇年代才進入積極研究的階段。時至今日，我們已掌握成千上萬針對人性各方面所做的科學研究，但是各種文獻依然存在顯著落差。

此外，研究報告記載的往往是研究對象（一般都是大學生）的「平均值」，我們無從得知何時該運用哪一種方法，或者什麼人才適用，又或者什麼人不適用。一旦新資訊出現（許多領域偶爾會發生這種情形，包括醫學和生理健康科學），原先的結論和建議常常要修訂（有時甚至全面推翻）。因此，請將本節的建議當作你深入了解自己的出發點，將你讀到的內容與生活中實際測試的經驗互相結合。

最後要提醒的是，我在本書中提到的所有資源，讀者都可以上這個網站查詢：healthymindtoolkit.com/resources。如果這些參考資料被移去他處或遭到移除，我會嘗試提供新連結或另尋替代資料。你也可以在網站中瀏覽與本書相關的其他參考資料。

自我實驗指南

如果你想以嚴謹的科學方法計算自己的行為究竟有多大改變，可以運用所謂的「ABAB」實驗法。在此以「午休時間散步」做為例子，假設午休時間稍微散步會讓你心情更好，並且更能掌控你的其他行為。一開始，你要找出自己感興趣的幾個項目，每天記錄它們的數值，其他事情都不用做。在「ABAB」實驗中，這些項目的數值代表第一個 A。你可以連續一週每天記錄就寢時間，或者每天下班時，為自己的心情進行一至七分的評分（一代表非常不開心；七代表非常開心）。同時記錄數個項目的數值，這是最理想的實驗方法。

第一個 A 進行一週後，加入你想嘗試的事情。比如午休時間散步三十分鐘。這是實驗中的第一個 B。在這個階段，你仍要同步記錄每天的數值（好比下班的心情指數及就寢時間）。每天午休散步並持續一週後，請重複 A，也就是沒有散步的階段，然後繼續記錄各項數值，為期一週。邁入第四週時，請再度加入活動（午休散步），並同步記錄各項數值，以完成第二個 B。比較兩個 A 階段與兩個 B 階段各數值的差異，若發現自己在兩個 B 階段都比較早就寢，或者心情比較好，代表你看到的效果很可能是真的。但人總是會受

到心理影響，因此實驗結果也可能只是一種安慰作用。儘管如此，運用「ABAB」實驗仍有助你了解，A 和 B 的數值差異並非不相關的因素造成的，好比某一週工作量比下一週少（或多）。你不需要完全照用我舉的例子，但若你熱愛測試，這會是個好選擇。

準備開始了嗎？

想要檢驗自己是否已吸收消化本章內容並準備開始進行？可以試試以下的清單。三個問題的回答都為「是」，代表你已準備好。

□ 是否為運用本書設定一個目標？是否以現有時間和精力為考量，再次確認這個目標可行？

□ 是否在閱讀過程中以筆記本或電子設備記下你的想法？是否以螢光筆或彩色標籤紙標註重點，以便隨時回頭檢視？

□ 是否找出本章最值得你記下的內容？如果還沒有，請立刻找出一至三項關鍵資訊，並牢記在心。

第二章

找出你的自毀模式

　　我在第一章開頭舉出自毀模式的許多例子，每一組看起來都像是完全相反，但誠如我所說，它們其實是一體兩面。雙邊都是自毀模式的極端表現，每一對例子涵蓋生活中各個層面，我們將在本章中詳加討論。

試試看

　　簡易選項：請回到第 11 至 12 頁的配對表，想像在每一組自毀模式中間都有一條十至十二公分長的線段，以自己目前的情況評估，看看你會落在線段的哪個位置？也可以利用 healthymindtoolkit/resources 提供的範本，標示自己在每一個配對的位置。

　　複雜選項：鑑於人性相當複雜，你或許無法在每條線上找到一個最符合自己行為的位置。因此，另一個選項是在每條線上標記兩個位置。第一個標記以「M」表示，代表「最多或最常」（most），另一個標記用

「S」表示，代表「偶爾」（sometimes）。你也可以列印
healthymindtoolkit/resources 網站提供的範本，幫助你完成
這個實驗。

極端自毀模式的成因

接下來數頁，我將詳加剖析七組極端例子如何造成
自毀。你或許想先看看我舉出哪些例子，可以直接跳到你
最感興趣的部分。我的敘述都是以一般情況為主，或許有
些不符合你的情況，或者你的情況不在我的描述範圍內。

由於你的問題在每條線上都會偏向某一邊，幾乎不
可能剛好位於中間，因此你或許會問：我為什麼需要了解
左右兩個極端？人之所以出現極端行為，往往是因為他們
怕自己朝反方向前進。比如說，你常工作過度，因為你認
為，如果不做這麼多，自己就會變成懶惰蟲。或者你非常
多疑，因為你怕自己沒有把雷達設定在最靈敏的刻度，你
就會太天真，太容易相信別人，下場就是上當受騙。將問
題與行為的反面連結起來，將有助你面對這些深藏的恐
懼。

人一旦害怕某個事物，往往會避免去想它，因此你
或許不知道自己多麼不可能反轉目前的行為。悲觀主義者

不可能忽然變得過分樂觀，工作狂也不可能稍微放鬆就變成懶惰蟲。事實上，我們在某些情況下可能會暫時出現另一邊極端行為，通常這是原本的極端行為所致。舉例說明，有些人平日工作過度，休假時往往累到什麼都不做，整天無所事事。

你必須一併了解左右兩個極端模式，除了上述原因，另外就是它可助你更了解他人。開始閱讀這些例子後，如果你找不到和自己相關的類型，不妨問問自己：了解這些類型能不能幫助你理解某人的行為模式？這人可以是家人、親近的同事、朋友，或者老闆。

首先，我們一起看看，過度混亂與過分嚴謹各有哪些後果。

過度混亂造成的問題

無時無刻都在做決定，耗費太多精力。如果多建立一些常規，也就不會耗費大量精力和時間去思索何時、在何處或如何進行各項事務。生活缺乏常規，你會以沒有效率的方式進行日常活動。當一個人反覆無常，很難完善自己的行為。混亂的人往往一再迴避重要工作，因為你沒有為它安排時間，最好的辦法當然是乾脆不要做。

過分嚴謹造成的問題

　　生活單調乏味，日子變得模糊。常做的事會顯得沉悶，好比每天都喝一杯高品質咖啡，不如偶爾喝一杯來得特別。自發行為不會帶給你快樂。如果你每天都遵循一模一樣的常規，不太可能擁有新奇或偶發的體驗，無法增進生活的喜樂和創造力，比如說認識新朋友，或在能激盪出新思維的環境中靈感突發。把自己侷限在狹隘的環境裡，你的個性、天賦和能力恐怕都會遭到埋沒。這樣的你並不了解，當你興致高昂地進行某些活動，就能從中獲得更大樂趣和／或更多價值，絕非一成不變地去做所能比擬。

輕易放棄造成的問題

　　你會經歷許多不必要的失敗，以及隨之而來的不愉快。你的能力好，但成就低，無法領略成就帶來的安樂，例如更高收入或自主權更高的職位。對於自己的主意是好是壞，你缺乏正確認知，因為你沒有一一測試。你解決問題的能力無法為你帶來經驗和信心，你可能會替自己貼上愚笨或「魯蛇」的錯誤標籤。你不會磨練自己，年紀愈大，遭遇挑戰時也就愈難堅持下去。同理可證，你不運動，以後就愈來愈不可能運動，因為你的體能每況愈下。太快放棄的你，在別人看來可能很奇怪，而且不夠自律，他們往往會因此而生你的氣。一旦你發現別人對你缺乏信心，這又會進一步消磨你原有的自信。

過分堅持造成的問題

　　過分堅持的人往往用他們認為最強的策略一再嘗試解決問題，即使這些選項對目前情況來說根本無效。這樣的人不願意喘口氣，當你長期過勞，思維和行為都缺乏彈性，此時更不可能退後一步，也就無法以更宏觀的角度看待正在進行的事，自然想不出更好的策略。人一旦因過分堅持偶爾嚐到一點甜頭（也就是說，有時候還是會成功），那麼堅持便會變成強迫行為。你或許會發現自己陷入「沉沒成本謬誤」（sunk costs error），你會根據自己投入的成本（時間、努力和／或金錢）多寡，評估要不要繼續某個行為。舉個例子，和人通電話時因故暫停，你已等了十分鐘，即使需要投入另一項工作，你還是不想放棄已經完成一半的通話，決定繼續等下去。如果你對自己的評價是「一個不輕言放棄的人」，你將很難決定何時該放棄。在他人眼中，你或許顯得武斷且固執，你可能會將自己的堅持投射到他人身上，過分要求他們應該和你一樣堅持。這將對你的親密關係帶來問題，並且／或者害你變成能力不足又討人厭的領導者。

思慮不周造成的問題（太衝動）

　　思慮不周的人必須承受衝動做決定帶來的惡果。如果你認為自己不擅於做決定，你可能會變得愈來愈衝動，因為你對自己的思考能力沒有信心，只想盡快決定並付諸行動。你在思慮不周的情況下所做的決定可能會影響他人，使你失去他們的支持與信任。

過分樂觀造成的問題

你或許不夠保護自己，因為你認為壞事不會發生在自己身上，因此不會採取適當的預防措施。你也可能過度信任他人。過分樂觀將招致壓力，比如說，出現不必要的花費，或者你發現自己根本無力償還借款。當你沒有擬定備用計畫，挫折與失敗將更難以應付。好比你打算來一場戶外婚禮，不料當天下起大雨，你卻沒有任何備案。樂觀的人可能會忙得不可開交，因為他們同時進行太多活動。過度樂觀的人還可能激怒他人，或為他人帶來不便。好比你認為自己可以準時，一切都會很順利（沒有延誤或一點點耽擱），事實上你常常遲到。過度樂觀者必須承擔高風險（像是沒有擦防曬乳或沒有買醫療險），可能會害你心愛的人以及你自己都感到焦慮。

過分悲觀造成的問題

你不肯嘗試實現目標，因為你預期自己不會成功。悲觀令你對他人的意見出現負面回應，或許他們會因此憤怒及洩氣。你切斷了快樂的泉源，比如說，你預期自己開會時一定情緒低落，所以乾脆不參加。你或許覺得自己是個智多星，但沒有一個主意會成功。並不是你與成功無緣，而是你沒有把想法付諸行動。日子久了，這種模式會讓你更悲觀，你更加確信自己絕大多數想法都不會有好結果。因為你預見了這麼多問題，你不知所措，分不清重要和不重要的問題，為了解決那些不太可能發生的問題，你忙著擬定計畫，把自己搞得筋疲力盡。你不會求助，因為內心早就認定別人不會伸出援手，就算他們願意，其實也幫不上什麼忙。

過分關注「現在想做的事」造成的問題

當你過分關注「現在想做的事」，將會招來明顯的後果。如果你總是致力於滿足目前的想望，忽視長期目標，比起那些著眼於長期利益的人，你所擁有的少多了。對於什麼事物會為你帶來快樂，你可能常常誤判，並且淪為「喜歡還是想要偏差」的犧牲品（關於「喜歡還是想要偏差」的詳細說明，參見第十三章）。

思慮過度造成的問題

人一旦習慣過度思慮，每逢做決定便感到壓力沉重，甚至喪失行為能力。比如說，你會覺得自己全身僵硬。過度思慮往往令人更為困惑，而且浪費很多時間和精力。由於遲遲沒有行動，你也喪失了從經驗中學習的機會。舉例說明，你永遠無法明白，與其耗費過多時間與精力去做稍微好一點的決定，不如做個不完美的決定，或許結果反而更好。你不給自己學習機會，其實根據經驗法則，當你覺得後悔，這種感覺往往不如預料中來得強烈，一般來說都可以忍受。你愈是努力避免做出錯誤決定，當錯誤照例出現時，你愈覺得無法忍受。你可能因為沒有及時行動而錯失良機，好比想買一件東西，你還在猶豫去哪裡買比較適合，它已經賣光了。你的思慮過度可能會令人沮喪或憤怒，比如說，家中某個物品壞掉，你卻決定不了該用什麼東西來替換。

過度延遲享樂造成的問題

當你過度延遲享樂，你將再也無法享受真正令你快樂的事物。舉例來說，為了前往海外旅行一年，你省吃儉用，取消所有小旅行，到頭來卻發現，這趟海外旅行根本沒有原先料想的那般美好。你或許會發現，當你全心投入延遲享樂時，要改變這個習慣可就難了。你可能會不明白如何把錢花在刀口上，比如你正在為夢想中的新家存錢，卻不願為了改善現在的家花一毛錢。當你存夠打造新家的經費，這才發現自己沒有規劃與裝潢的經驗，也不曾與任何承包商合作。你過度放眼未來的習慣可能會激怒他人，舉個例子，夫妻當中一方想要花錢，但另一方不想花錢，就會造成衝突。建議你在少數層面可以著眼於未來，其他方面則要兼顧現在，否則會如同工作過度而犧牲健康的人一樣，面臨失衡的下場。

欠缺責任感並怪罪他人造成的問題

當你將自身行為缺失歸咎於他人，承擔後果的往往還是自己，不會是你怪罪的那些人。比如說，你責怪配偶害你飲食不健康，最後過重的還是自己。同樣的，你責怪伴侶害你在這段關係中缺乏親密感與快樂，最後有所損失的還是自己。怪罪他人等於是允許自己「免於行動」。習於怪罪他人者，常會合理化這種行為。好比你一方面疏於幫忙家務，一方面還會給自己找合理藉口，因為配偶標準太高，總是批評你做得不好，所以你沒辦法分擔家務。你在婚姻或感情中規避責任，可能會挑起對方的敵意與怨恨。當你做錯事，你不太可能真心道歉，無形中喪失獲得寬恕的機會。這種行為模式可能會讓你在職場上或家中變得不受歡迎。或許你的自毀模式不難修正，但當你習慣怪罪他人，也就不會反省自己的行為，進而失去修正自毀模式的大好機會。

責任感太重造成的問題

　　一個人承擔過多責任會變得焦慮，甚至可能罹患焦慮症。自己覺得對一切事物都有責任，將令人不知所措，不明白真正重要的是什麼。瑣事纏身讓你有藉口迴避重大決定。弔詭的是，你可能也會迴避需要承擔責任的角色（比如領導階層），因為責任感壓得你喘不過氣。你覺得自己有責任阻止他人做出錯誤決定，這種心態可能會使你對他們喋喋不休。此外，因為你總是跳出來搞定一切，而且隨時在身邊協助並提醒他人，他們或許會變得懶散。比如說，你習慣滿足家人各項科技需求，他們很可能永遠學不會相關技術。直到有一天，你受夠了無止境地協助和提醒他們，卻發現他們無法自立，因為他們不曾主動學習。

格局太大造成的問題

　　格局太大的人所制定的計畫和必須承擔的風險，可能會嚇壞他人。好比你想說服另一半購買房地產，做為投資標的。你想得太多太大，提議一口氣添購十筆房地產，打算打造投資帝國。配偶很可能不贊成這麼龐大的投資，若是先從小生意開始，說服配偶的機率可能會比較高。由於別人不認同，你不太可能實現計畫。大家（其實也包括你自己）或許會認為你是個點子很多但從不行動的空想家。格局定得太大，有時候你會沉浸在成功的美夢中，弔詭的是，當你需要按部就班開始行動，反而會變得消極。比起你的「成功大夢」，現實需要進行的工作顯得無聊沉悶，於是你失去動力。當你的格局太大，還不會走就想要跑，未來的機會也會跟著減少。舉個例子，你可能會破產或者信用受損。

格局太小造成的問題

當你保守地設定微小目標（不想因為擔心自己能不能達成大目標而變得焦慮，乾脆只設定小的），恐怕就連小小的目標也做不到，因為你不會採用一般人實現大目標的策略。舉例說明，雇用員工會令你緊張不安，因此，你乾脆自我設限，把格局定在一人公司，但生意做不起來，因為凡事都必須親力親為，令你疲於奔命。保守的思考模式需要承擔機會成本。當你執著於追逐微小成就，可能會忽略更大的格局。忙於應付小事會害你錯失更大機會。日子一久，你可能會認為自己就這麼點本事，格局也就這麼小，你壓根不明白自己是因為焦慮和習慣，才會將眼光放得這麼近。一旦格局太小，你可能不會明白，客觀上這比大格局要承擔的風險還高。比如說，你正在經營網拍，進貨標準是獲利率百分之五到十的商品，但這比追求獲利率百分之三十至四十的潛在風險更高（因為沒有考量到隱藏成本或是市場變動等因素），儘管一開始要找到獲利率高的商品似乎很難。一旦格局太小，他人對你的審慎計畫恐怕興趣缺缺，因此，你可能會為了爭取認同而疲於奔命（格局太大的人也會遇到相同問題）。

試試看

現在輪到你了。請仿效上述所舉例子，試著詳細分析自己的某個自毀模式。你將會發現，不偏向極端的選擇好處多多，你還能學會將自毀模式的負面效應降到最低。以上剖析的數個例子當中，若有某一個非常吸引你，請

嘗試製作一份簡單流程表（範例請見第 42 頁：「一線希望」對策），以便觀察你在此模式當中有哪些具體行為。在表中填入與你最相關的幾種行為，但是不需要按每個例子做一遍。若上述列舉的例子都不符合你的情況，請仿效這些例子自行製作適合你的流程表。

祕訣：為了進行全盤考量，請針對生活各個層面思索自毀模式對你的影響。比如說，這個模式如何影響你的工作、家庭生活與友誼？了解思考／行為模式對個人和人際關係各有何影響，這一點非常重要。

現在該怎麼做？答案是尋找中庸之道

試試看

不論你在上一個「試試看」中挑選哪一種自毀模式進行實驗，請找出最近為生活帶來問題的特定情況。首先，闡明你的模式。舉例說明：不妨假設你很容易對常規感到厭煩。你幾乎每天都上超市採買，因為你從不事先規劃明天以後的菜單，因此家裡的存糧很少。你高度重視彈性，不想買到過兩天可能不喜歡的東西。然而，最近你發現這種習慣很浪費時間，對健康也不好。特別是你吃了很

多熟食，因為每當你想照自己的食譜來烹調，就會發現手邊沒有材料。下班後要特地去採買，回來還要烹煮，這對你來說太耗費時間與精力。

下一回，多問問自己兩個問題：

1. 跟我完全相反的人遇到這種情況會怎麼想又怎麼做？

2. 若有人恰巧位於兩個極端的中間，這人會怎麼想又怎麼做？

詳細列出另一邊極端的人會怎麼做，將能使你迅速並輕鬆找出中庸之道。以上述採買食品的例子來看，若是一絲不苟地照常規辦事的人，可能會事先列出所有要煮的菜，每個月都採買一樣的品項，每週重複吃一樣的菜色。

那麼，遵行中庸之道的人會怎麼做？他會怎麼想又怎麼處理？不妨假設有位先生名叫中庸，他週一和週二比較晚下班，回家後他會很快做好煎蛋捲當做晚餐，或是從冰箱拿出健康的餐點，以微波爐加熱。週三他通常早早下班，他會煮好當天與隔天的晚餐。週五晚上他則會購買最喜歡吃的外食。他的週末用餐計畫具有彈性，並且他也不忘採購下週所需。這種平衡的做法很適合他，不會老覺得一成不變，他重視的是有效率的生活方式。

在你常常出現自毀極端的那些情況中，運用上述準則找出中庸之道，一開始你可能會發現回顧法可以讓你輕鬆完成這項任務。你可以回想發生過的情形，想想下回若再發生相同狀況，你可以如何應變。練習幾次後，你就能適時活用這個準則。

重要提醒！

中庸之道一定是最佳選擇嗎？那可不一定。比如說，在某些情況下，格局很大、非常堅持或工作過度等等，反而會帶來最豐盛的成果。當你評估各種建議，就能根據評估結果，為特定狀況找到一條適合的路，你的選擇因此充滿彈性，而不是僅僅按照習慣行事，也不是只挑最舒服的路走。在特定情況下，結合高峰與低谷的優勢做出最佳選擇。最重要的是，在考量個人情況、人際關係與短期及長期結果後，為自己挑選最理想的思考和行為模式。在某些情況下，甚至需要你從原先的極端跨到另一邊的極端，前提是你能從中發現大量潛在的益處。我將在下一節舉出一些極端思考與行為模式的可能好處。

了解你的個性中蘊藏的實力

愈是極端的特質，愈有可能對你造成正面或負面影響。釐清自己個性中的長處與短處，將有助於你順應自己的特質做出彈性選擇，出現合理的反應就照做，出現不合理的反應就改變策略。

人的行為幾乎都帶有正面價值，從演化來看，這一點毫無意義。不同的思考和行為模式適合不同情境，各種心性都能為團體（舉凡家庭、工作團隊或政府）的最佳表現貢獻己力。哪怕是自戀狂也有用處，舉個例子，自戀狂不把規則放在眼裡，往往比那些按規矩行事的人更能想出有創意的對策。

當你認清自身特質中蘊藏的實力，一旦面臨不理想的狀況，你就有能力消除防衛心理。只要能消除防衛心理和羞愧感，你就可以十拿九穩地根據不同情況做出最明智的抉擇。

不妨看看一些例子，說明極端特質也能發揮效用。

• 格局太大恰恰能助你免於傳統觀念的束縛，如果你的格局比對手大，也可能少了一些競爭。弔詭的是，有時候格局大的人承擔的風險反而比格局小的

人來得少。舉個例子，如果你的風險分散，好比你在不同地區買了十種類型的產業，投資失敗的風險將遠低於只買單一產業。

- 說到吹毛求疵與過分計較細節，這樣的人有一種顯而易見的優勢。這個特質或許能幫助你在某些職位獲取成功，好比婚禮顧問。如果你是個負面思考又很難相處的人，你有一個潛在的好處：眾人皆醉我獨醒。

- 在我的前一本著作《與焦慮和解》中，我提到「**防衛性悲觀**」（defensive pessimism）這種思考模式的好處。其特色是做最好的打算，同時也要做最壞的準備。你必須留意並謹慎看待許多正面因子，以防它們多到滿出來，反而令你裹足不前。事實上，在許多情況下，抱持希望加上適度焦慮可能是最佳思考模式。懷抱希望並有一點點焦慮的人橫跨樂觀（一帆風順）與悲觀（諸事不順）兩個領域，他們結合了希望（包括容忍不確定的未來、樂意付諸行動，以及謙卑）與謹慎的好處。

- 當別人嘗試照規矩來卻失敗，此時樂於「違規」的人反而可以成功。

- 衝動的人不會想太多，所做的決定可能好壞參半。

相反地如果你仔細思考，可能會說服自己放棄做出有利的決定。

- 非常堅持的人往往可以說服他人讓步，並按照你的意思行事。當你不需要和某一群人維繫關係時，這麼做或許不會消耗太多社交成本。

「一線希望」對策

我們還可以從另一個層面找到極端特質的益處，這是因為我們的個性會造就本領。當你的個性有缺陷，久而久之你可能會鍛鍊出彌補它的能力。研究顯示，人若能在自己「負面」的個性中看見一線希望，反而會更加努力並積極表現，有時候會得到意想不到的好處。比方說，我是個敏感內向的人，對於和我住在同一個城市的朋友，我總覺得有很多社交上的責任要承擔。正因如此，我巴不得朋友都住在外地，每年趁旅遊之便見個一、兩次面就夠了。所以，我一定會和不常見面的朋友保持連絡，我也很擅長與他們維繫深摯的友情。

將上述情形按前面所提的方式製成流程表：

我的弱點：容易因為社交責任感到不安

⬇

我的偏好：有住在全國／全世界各地的朋友

⬇

我的實力：與不常見面的人保持連絡

　　下面是另一個「一線希望」對策。有位朋友最近對我說，她對自己的工作能力非常沒有自信（毫無理由），因而在接受公司的教育訓練時，她擅長問各種問題。儘管她本來就有社交恐懼，但比起當眾舉手發問，她更害怕自己的問題找不到答案。別人不時誇獎她提出的問題很棒，他們其實也想問，但都羞於啟齒。

　　她的流程表如下：

她的弱點：對工作能力缺乏自信

⬇

她的偏好：反覆確認並釐清觀念

⬇

她的優勢：在教育訓練中提問

　　如果你的模式有極端傾向，對你造成某種損害，試著找出當中的優勢，這有助於你避免對自己產生負面觀

感，比如覺得自己瘋狂、古怪，或者因為缺乏自信而陷入困境。遷就自己的天性會帶來一些好處，也需要你付出一些成本，有時候是你可以接受的成本，但有時候不是。當你覺得成本令你不堪負荷，還有另一條路可以走，也就是**「中庸之道」**。

試試看

嘗試製作你專屬的流程表。

另一種你可能忽略的自毀模式檢測法

當一個人的某種能力或特質令他充滿力量，此時他對自己的自毀模式往往會有盲點。舉例說明，你認為自己擁有強大自制力，但當你覺得伴侶傷了你的心，你便控制不住怒火，冷不妨朝對方發飆。或者一般來說，你擅於管理金錢，或者你的飲食很健康，但是總有一些小地方會讓你腦波變弱。

應付這種形態的自毀模式時，首先認清它的本質，才能有令人滿意（甚至愉快）的功效。也就是說，這些自毀習慣都位於一個人感到有自信與擅長的領域。

試試看

現在就一起來找出符合上面描述的問題。試著按照順序以下列問題問問自己：

1. 你的自我認同核心區擁有哪些實力？（所謂的「實力」可以很廣泛，也可以是特定素質，隨你高興。你可以挑選非常廣泛的實力，比如自制力，也可以更具體一點，比如你擅長授權／利用外部資源或為事務排定優先順序。）

2. 在這些實力堅強的特質當中，有哪些弱點存在？

3. 你的實力是由哪些個性特質、良好習慣或對策構築而成？

4. 你如何運用這些特質和對策克服脆弱的環節？請先找出一種方法。

以下是具體（假設的）例子，以便你了解如何進行這個步驟。

問題	回答
我有哪一種核心實力？	自制力。
在這個實力當中，有哪個脆弱的環節？	明明沒有道理，卻還是愛挑配偶的毛病。
我的實力是由哪些個性特質、認知能力，和／或良好習慣或對策構築而成？	我的認知能力讓我能停下並後退，看到更大的格局。我的情緒控管能力助我在熱烈激昂的時刻保持冷靜。
我如何運用這些特質、能力或習慣／對策，以克服脆弱環節？	我可以多思考長期愛挑毛病會造成哪些影響，並且審慎地挑選戰場。

準備進入下一章

進入下一章前，試著回答下列問題。

☐ 當你列出流程表，解明自己的某種極端模式後，最近有沒有可能剛好遇上一個機會，可以讓你實驗看看中庸之道？

☐ 如果你打算以後再回來研究其他模式，你會想要研究哪幾項？請挑出以後想研究的三個模式。

☐ 本章有哪三個重點最能引起你的共鳴？

第三章

陷入自毀模式而無法自拔的原因

為什麼人會一再重複自毀模式？

以下各小節說明自毀習慣為何屹立不搖的四個主因，但這只是一個好的開始，詳盡內容留待後續各章解明。

▍甲、對自身的自毀模式缺乏正確認知

在此列舉因認知有誤造成自毀模式的例子。在我的幾個自毀行為當中，頻繁變換待辦事項是其中一個。我做事常半途而廢，東做一下西做一下，很少按部就班進行活動，也很少完成一件事再進行下一件。這個問題由來已久，後來我終於發現，自己的根本問題不在於無法從頭到尾完成一件工作，而是我休息得不夠。我只要覺得累，注意力開始渙散，就會變換手邊的工作。我也注意到，自己

很少在開始進行某項工作的第一個鐘頭就棄之不顧，往往是我專注太久，沒有讓大腦稍微休息，最後因為過勞而決定做其他事。若要解決這個問題，我會嘗試從錯誤的部分著手，但不管我想出何種辦法，都需要運用我最缺乏的意志力，因此必然會失敗，我的自毀模式則依然持續。事實上，我應該認清，想要轉換工作的念頭，其實是在暗示我該休息了，此時便應該放下工作，稍微休息。每個人都需要一段時間才會明白問題癥結所在，就連我也不例外。

乙、不擅找出問題所在

當一個人不擅找出問題所在，例如他不懂如何用合理有效的方式鎖定並回應問題，或者設想數種解決之道，從中挑出一種，接著用它來解決問題。窮操心的人往往不擅長找出問題所在。你知道自己有這個毛病，然而你放任嚴重問題繼續危害，並不是因為你解決不了，而是你沒有花時間尋找並挑選最簡單可行的解決之道。這種情況之所以發生，下列是幾種常見原因：

（一）你習慣逃避。

（二）你焦慮過度，不知如何是好，索性不去找出可以解決的問題。你無法區別何者屬於真正需要解決的難題，何者又是你解決不了的無謂憂慮（比如別人會怎麼

想、怎麼做）。你也不知道哪些情況其實用對了方法（好比你為了身體健康，已經保持營養均衡的飲食、充足運動、每年打流感疫苗，並且定期接受檢查）。當你分不清哪些憂慮需要解決，哪些不需要理會，你不會立刻處理那些很好解決的問題，反而一直卡在你無能為力或者早就盡全力在處理的事項上。

（三）你對自己解決問題的能力沒有信心，你的自信都被自我否定耗盡了。

（四）你是個整天想東想西的完美主義者，面對問題往往想太多，把解決方法搞得很複雜。因此，你甚至對於尋找解決之道更為焦慮，因為這件事看起來非常複雜又令人煩惱。

請注意，我在本書中對「問題」的定義非常廣泛。你的問題可能是你想搬去夏威夷，但不知從何處著手。我所謂的「解決問題」不僅針對如何應付挫折，也包括如何心想事成。

丙、自毀行為間歇性增強

間歇性增強意指行為有時候帶來結果，有時候沒有。一起來看看三個典型範例。

（一）賭博。

（二）不停對配偶嘮叨，有時候會逼得對方照你的意思去做。

（三）過度操心。即使多數時候你的操心都沒有意義，但偶爾會讓你躲過問題。

當行為間歇性增強，即使非常難得一見的結果也會令你深陷其中，無法自拔。這個行為可能對你的生活與人際關係造成慘烈的負面影響，但間歇性增強效應令你欲罷不能。間歇性增強之所以造成問題，原因在於當某個行為只是偶爾獲得獎賞，一旦獎賞沒有降臨，我們就會進一步強化行為。舉例說明，嘮叨如果沒有奏效，你會更嘮叨或者提高音量。間歇性增強行為不但會持續下去，還會變本加厲。

▌丁、深陷其中比跳脫開來更令人覺得舒適

不妨想像一下以完美主義者的角度看待本書。你一邊閱讀，一邊怪罪自己有那麼多自毀模式。你明明想要一一消滅它們，偏偏不願意找出最需要去除的目標。你沒有實際嘗試書中建議的對策，反而不停想著你曾經犯的錯，以及未來還會犯的錯。

對自己疲勞轟炸實在悲慘。不過，這個行為有隱藏的結果。現在，你的舒適圈不再是付諸行動，而是逃避與反覆思考。你嚴厲自我抨擊，不相信自己有能力放手一搏，你為自己找理由開脫。儘管抨擊、反覆思考與逃避聽來不妙，依然比離開舒適圈並放手一搏來得舒服安心。它們亦敵亦友。與其嘗試新事物，不如和自己認識的魔鬼待在一起，至少心情不會劇烈起伏。你可以不去探索未知領域，一直停留在門廊上，只顧尋找可能會出錯的事物。

即使你不會反覆思考或過度擔憂，想要脫離舒適圈，情感和理智面都需要能量。當你覺得日子過得很累，需要做出重大決定時，你可能缺乏意志力，無法仔細思索並做出有利但脫離舒適圈的抉擇。接下來看看另一個例子。某人認為自己有不能授權他人、凡事必須親力親為的自毀模式，明知這是個問題，但情況始終沒有改變。這種人的問題在於**只做自己知道的事，而不去了解什麼才是該做的事。**

當一個人重複出現某種行為，不妨這樣假定：就算他正在做的事並不容易，對他來說，換個輕鬆一點的方式反而更不容易。比如說，有個人明明可以將事情授權他人，但他沒有，自己包辦所有工作反而比下列事項更容易：（一）對別人說明工作內容和／或（二）操心對方能

不能達到自己的標準和／或（三）必須忍受自己不再是最重要的。至少一開始，授權比起事必躬親給他們更大的心理壓力。當一個人覺得心好累，往往會選擇最沒有壓力的方式去做。

擺脫自毀妙招

當你發現自己重複出現看似無用的行為模式，不要抨擊自己，不妨捫心自問：「我這麼做，是不是在允許自己避免那些會招來更多壓力的行動？」

試試看

現在你了解四種令你深陷於自毀習慣的機制，請根據自身情況為每一種評分，1 代表最符合；4 代表最不符合。你會得到類似丁＝ 4、乙＝ 2、丙＝ 3 及甲＝ 4 之類的結果。

了解這些機制對你是否有幫助？如果有，那是什麼？有哪一點讓你靈機一動？你會聯想到什麼？你的問題是否在於不知道該怎麼做或者只做你知道的事？

蒐集小小勝利

接下來探討另一種偏差的思考模式。人即使有了克服自毀的好點子，為什麼仍然不願意付諸行動？人類在演化過程中發展出非常有用的才能，也就是抄心理捷徑。然而，有時候這些捷徑會讓人出現錯誤想法。比如說，大腦會將執行某件事的困難度和獲得的價值劃上等號。我們愈努力進行一件事，期望獲得的價值就愈高。大腦可能不看重你克服自毀的這種小小勝利。

完美主義者特別瞧不起加大改變幅度或進一步改善所帶來的成效。據說將冰淇淋擺在冰箱深處，比擺在一開冰箱就能看到的位置減少了百分之二十食用量。這是一個非常小的改變，不需要耗費力氣或做出任何犧牲。然而，對完美主義者來說，這種進展微不足道，他們想要的是百分之百控制冰淇淋的食用量與取食時間。由於減少百分之二十食用量屬於漸進式進步，可以改善部分問題，但不是全部，完美主義者不屑一顧。他們不會把這種方式放在心上，因此不太可能花心思去執行它，也就難以徹底解決冰淇淋食用量的問題。此外，他們還失去了輕鬆培養解決能力和信心的機會。

即使問題相當嚴重又難以徹底解決，往往還是有幾

個層面較容易應付，這些小小的行為修正相當值得！一般來說，過度飲食是難以改變又複雜的問題。然而，正如前文所舉的冰淇淋例子，你依然可以不費吹灰之力締造一些小勝利。不要低估漸進式改變的價值，哪怕僅僅改變了百分之十，依然能夠帶來巨大的成果。在某些情況下，甚至可以徹底解決問題，或者至少大幅降低負面影響。

範例：

- 當你的體重逐年緩慢增加，試著減少百分之十食量，或許就可以完全避免這個問題。
- 少花百分之十的錢，很可能顯著改善你的現金數目和財務狀況。
- 不妨假設你每天上班有一百八十分鐘都在虛度光陰，只要撥出其中短短的十八分鐘創造驚人績效，或許就會帶來深遠影響。
- 將每天和配偶／伴侶（或朋友）共度的時間撥出百分之十，與他們進行更深刻的心靈或情感交流，日子一久，這將大大提升你的人際關係品質。

試試看

生活中有哪些層面的小改變或許是你看不上眼的？或者你沒有注意到可能獲得的小小勝利？你現在可以輕鬆

贏取的小小勝利有哪些？

當你想要克服自毀，有一項重要技能：找出簡單、代價低而且不費吹灰之力的解決方式。最輕鬆的解決之道有時候也是最明智的解決方法，儘管大腦往往會低估它們的價值。在生活環境中做些變化，將會微妙地改變你的思考和行為，並有助於你蒐集小小勝利。一般來說，建議你首先改變外部環境，接著再從較難的內在層面著手。

改變思考模式就夠了嗎？

有一種相當常見的自毀模式：相信僅僅改變思考模式就能連帶改變行為。通常這還需要插入一個步驟。

情況不是這樣：發現錯誤思考模式 ➡ 改變行為。

而是：發現錯誤思考模式 ➡ 擬定改變策略 ➡ 改變行為。

我所謂的「擬定改變策略」屬於改變環境（比如前文的冰淇淋例子），以及改變你做決定的方式和流程。乍聽之下有些模糊，後文會詳加闡述。

「了解該做什麼」的快速上手指南

如果你最近對某個自毀習慣耿耿於懷，卻又找不到

有效解決辦法，以下是一些讓你快速上手的祕訣。這是一組解決問題的初步對策，重點是讓你了解該做什麼，之後我們便會繼續探討該如何執行你已經了解的方法，也就是說，將你已經學會的觀念付諸行動。

▍釐清有哪些情況屬於「接受比解決更好」

有時候，令我們煩惱的問題其實不需要解決。我很樂意不需反覆打草稿就能完美創作，所以結論是，我需要一個解決辦法，讓我擁有無懈可擊的寫作功力。然而，反覆實驗與犯錯是寫作的本質。我不必忙著解決這個問題，只需要接受事實：我寫的文章或書籍不可能有完美的初稿。

你或許正在為感情問題掙扎：「我要怎麼讓伴侶增加／減少……？」此時往往只需要接受現實，而不是非得想出一個讓對方就範的策略。比如說，你希望伴侶主動一點（這裡面有你的盼望：對方主動倒垃圾、主動去幼兒園接孩子、主動關心你今天的情況）。然而，他們本來就不會主動去做這些事。有一條更簡單的路：接受自己就是應該扮演主動的角色。這樣一來，你就不需要煩惱如何讓他們主動照你的意思去做。一旦你認清並接受現實，你就不會動不動想要改變他們，但又屢屢失敗，氣得你超想去撞

牆。與其說是你認為自己應該擔下責任，不如說是你很務實，認清對方的本質，也明白自己該怎麼做。

試試看

有沒有任何情況是只要認清現實就能助你解決清單上的某個問題（哪怕你希望還有其他辦法）？有沒有任何事在你眼中是個問題，對別人來說卻是：「這為什麼是問題？」

▌釐清自己是否已經找到好方法

一般來說，許多問題都可以列出幾種解決方法。舉個例子，你感到沮喪，基本選項有冥想、治療、讀相關書籍、看相關節目、運動、徹底改變生活（好比換工作）或者什麼也不做。如果你常常把解決問題這件事搞得很複雜，你或許會疏忽一個事實：其實你早就已經想到最佳解決之道，只是不願意接受並執行它。你可能會高估執行這個辦法的複雜度。比如說，接受抑鬱治療並不意味著需要看遍全城心理醫生才能找到最完美的療法。它也可以很簡單，好比只要打一通電話詢問有經驗的朋友，請對方推薦醫生就行了。

釐清是否自我設限

繼續前文的沮喪範例。不妨假設你想要接受治療，你知道療程很貴，這筆費用對你來說是一道關卡，但其實你明知自己負擔得起。你分明有能力應付，但你寧可不要花這筆錢。同樣的，請假接受治療對你來說又是一道關卡，但你根本不清楚它會不會造成問題。你還沒有查明醫生是否提供晚上或週末門診，也還沒有和主管商量請假事宜。

有時候，只需要旁人問你一句話，就能助你了解自己只是在自我設限：「如果你真想做那件事，為什麼不去做？」如果身旁沒有人可以提醒你，或許你需要問問自己。

釐清你是否解決過相同問題

你或許早知有問題需要解決，但你還沒有把這個認知從大腦深處取出，也沒有將它與現有問題連結起來。如果你有「負擔症候群」（參見第十二章），或者你是把解決方式看得太複雜的完美主義者，特別可能低估自己的認知。你或許會認為自己不知道如何找出癥結點，事實上，你在別的地方早已成功解決過相關問題，只不過它們並非完全一樣。

記得每次問問自己：有沒有你知道的事和眼前的問題有關？你是否成功解決過類似問題？當時的情況是否比你認為的更接近目前的困境？

你還可以捫心自問：最近用了哪些方法解決其他問題？你或許知道科技對解決你的問題很管用，或者實體提醒工具符合你的個性和生活方式。當你找到解決工作問題的有效方法時，不管是一項基本原則、對策或者實體工具，說不定也可以運用在家中，反之亦然。

找出「去掉一個問題就能解決另一個問題」的時機

有時候你需要透過眼前的問題去解決另一個問題。我在前文已經舉過自己的例子：只要覺得累就休息，無形中解決了我頻繁變換待辦事項的問題，我不需要直接去處理頻繁變換待辦事項這個問題。

如果你認為解決自毀習慣就是要找到自己未曾用過的方法，這代表你需要改變想法，從完全不同的角度看待問題。

試試看

試著和朋友（或兄弟姊妹、夥伴等等）討論問題。這個方法非常有效，可以助你站在全新角度看待問題。不

妨以這句話做為開場白：「我正試著解決⋯⋯」接下來告訴對方你到目前為止的想法。「目前我想到最好的方式是⋯⋯，但這樣不太對。」這場對話的主要目的是腦力激盪。若朋友提出有用的建議，就當作是額外的獎勵。嘗試用這個辦法解決目前的問題，如果你不知道該找誰傾訴，那就先從「找出一個恰當的人選」開始。

「將已知觀念付諸行動」的快速上手指南

知道自己應該做什麼來克服自毀模式，僅僅完成了一半。另一半是如何將已知觀念付諸行動。我將迅速帶你瀏覽一般人在執行解決辦法時遇到的心理障礙，並提供一些克服障礙的祕訣。閱讀時請記住原則，不要只注意個案，因為個案不代表全部，讓一個人靈機一動的個案可能會讓另一個人翻白眼。你應該把注意力擺在那些放諸四海皆準的原則。

▍以需要同等或較少意志力的事取代不想做的事

你想要晚上少花點時間上網，你認為這樣就能把時間用來從事較富創意的活動，但最後什麼也沒有發生。在網路上到處閒逛其實毫不費力，創意活動卻需要中等到高

等的專注力。

解決辦法

試著假設：不管你正在做什麼事，你所投注的精力、注意力和意志力是當天與當週最大的強度。請遵守一個通則：僅以想做而且需要同等或較少意志力的事取代不想做的事。可以用零到十的數字替一個活動所需的意志力評分（零代表不需要任何意志力；十代表需要最強意志力）。如果你想換掉的事需要二級意志力，不要用四級意志力的事來取代它。我們將在第五章詳加闡明這個主題。

▌讓最棒的事變成最簡單的事

我們至少可以做幾件比較辛苦或不便的事。不過，這幾件應該是所有要做的事當中的少數。你要為其他大多數事情預備好環境，讓最棒的事變成最簡單的事。

解決辦法

當你所做的事和責任無關，首先觀察自己如何讓想做的事變容易，而不是擠出更多意志力來應付它。比方說，你想讓車內更乾淨，可以擺垃圾袋，這樣就不會把垃圾扔在地上，或者隨便塞進置物箱。如果你想充分利用衣

櫥裡每件衣服，每次整理洗好的衣服時，把有穿過的擺進衣櫥或抽屜深處，讓還沒穿過的衣服待在顯眼的地方，你就會率先挑選它們。或者，你可以利用週日空檔，事先搭配好整週的外出服，而不是每天早上臨時找衣服。人一旦提早做選擇，變化性通常比較大，若事到臨頭才匆忙選擇，就比較容易一成不變。

許多時候，細微的環境或流程變化可以輕易減少或消除問題，不需要你耗費額外力氣。舉例說明，以前我只在廚房擺放筆的收納盒，自從我在客廳和臥室也各擺一個，我就很少隨手亂擱筆。簡單的例子有很多，但再怎麼複雜的情景同樣適用這個原則。

▎為移除成功路上的絆腳石擬定策略

一份完整計畫包括列出執行的時間與地點（好比「我打算每天吃完午餐繞整個街區散步，前提是當天氣溫高於攝氏五度，降雨機率低於百分之三十」），且至少還要列出成功路上最大的絆腳石。

運用「如果……我就會」句型釐清自己如何躲過可能的絆腳石。舉個例子，「如果我打算運動，但又覺得累，我就會……」在鉅細靡遺列出所有可能的障礙與完全不列之間，瞄準最大的絆腳石屬於中庸做法。**防衛性悲觀**

主義者比樂觀主義者在這方面更具優勢，因為尋找障礙對他們來說再自然不過。

▎釐清自己真正想做的事

找出障礙是很棒的做法，它讓你明白計畫中有哪些不想做的事，特別是當你希望在理想環境而非現實生活中進行這項計畫。舉例說明：多數人都不想去除飲食當中的精緻澱粉，因此減重計畫幾乎都會失敗。你或許認為自己樂於拋棄所有精緻澱粉，但事實卻是你在所有場合都做不到。像是去最愛的義大利餐廳用餐，或者你媽媽做了她最拿手的起士蛋糕，還有某個同事把生日蛋糕帶來公司分享。當你開始認真思考眼前的絆腳石，可能會發現，若要實現計畫，路上的絆腳石實在太多了，你需要重新評估。

釐清自己真正想做的事。我喜歡以三個類別思索這個主題：我一直以來都很樂意做的事，我**有時候**樂意做的事，以及我不樂意做的事。以下是範例：

- 我一直以來都很樂意在大多數的晚上散步，並在時間允許的情況下從事消耗體力的活動（像是以走樓梯取代搭電梯，以步行一哩取代搭大眾交通工具，以及在停車場最遠又不擁擠的一邊停車）。

- 我有時候樂意做瑜伽、進行「從零到五公里」
  （Couch to 5K）訓練、和朋友一起運動，以及在旅
  途中嘗試不同類型的運動課程。
- 我不樂意上健身房鍛鍊，或者在家進行健身房的訓
  練課程。

你不必為了實現目標而從事完全一樣的活動，勉強
自己這麼做只是自我設限。比如說，你沒有道理不能每月
替換一種運動，也沒有道理不能這個月吃素，下個月改實
行原始人飲食，只要是你想做的事都可以。

▎避免訂定這種目標：「我要做更好的選擇……」

你是否發現，訂目標時只要這樣說：「我要做更好
的決定……」你往往不會去遵守它？每次你要求自己決定
何時及如何開始進行某件事時，要包容各種可能性，所做
的決定是根據目前的心情和環境，而不是長期規劃。

解決辦法

情況允許時，做一個決定，然後擬定步驟並準備環
境，以最不費力的方式為前提。舉例來說，你覺得每週約
會一個晚上有助於維繫感情，但這需要你找人照顧孩子，

你或許可以跟保姆談妥，每週五晚上七點三十分至十點過來幫忙。這樣一來，你就不用每週傷一次腦筋，今後的需要都已安排妥當。

釐清你對自己要求更多，而不是希望別人給你更多

我在前文已提過，有自毀習慣的人多麼容易掉進自我批判的陷阱，這裡不再贅述。然而，如果這個問題對你造成影響，請參考這些額外的祕訣：

當你發現自己這樣想：「希望伴侶（或者家人）更支持我的某某目標。」請試著支持自己。不妨捫心自問：「我希望別人支持我，該如何以相同標準要求自己支持自己？」如果你需要啦啦隊長，那就自己當個啦啦隊長吧！看看最近的你，有哪些地方不像啦啦隊長，然後設法改進。再問問自己：你何時需要啦啦隊長？如何透過積極正面的自我對話實現這個目標？如果連你自己都需要練習，又怎能在未經他人允許的情況下，要求對方當你的啦啦隊長呢？

當你溫柔友善地安慰自己，你已經盡了最大的努力，弔詭的是大腦會這樣回答：「唔，你知道嗎？你其實還可以更努力。」比方說，你嘗試克制對孩子大吼、嘮叨或咆哮的衝動，你認為自己已竭盡全力避免這些行為。為

了回應你如此善待自己，大腦還會想出一些更好的做法，而你那自憐的心態會令你覺得這些都不難達成。這種心態根本不合邏輯，假使你真的已經盡力做到最好，照理說你不可能有進步空間。然而，即使不合邏輯，這還是可以當做一種有效的策略。接受（與友善）往往令我們願意向改變敞開心扉，如果你是個挺憑良心做事的人，這個辦法很可能對你有效。試試看吧！

以上為你介紹一些藏在自毀後面的心理狀態，接下來要探討克服自毀的實用技巧。在後續幾章中，我們將討論你需要建立的基本技巧和習慣，以便讓你擁有精力和清楚的心智去面對更複雜的改變。

準備進入下一章

□ 當你閱讀本章，有哪些時候腦海浮現「這就是我」的念頭？

你有沒有把符合自己的描述標記起來？有沒有記錄或以圖像描繪自己的觀點？前文曾提到，自己做記錄或流程表，可以更深入了解本書內容，收穫也會更大。然

而，若是你目前的心力只能做到劃重點（或者其他表面操作），那就暫時這樣。如果你原本打算只要被動地閱讀，請試著加入稍微主動的做法，但不必非得找到最好的方式。

在此送給完美主義者一個小祕訣：我提到寫記錄時，並不是要你進行偉大工程。比如說，當我在本章中尋找和自己有關的模式，我的記錄會是這樣：「我的模式：我會把解決方法搞得很複雜；我低估了自己的自我批判程度；我各方面都追求完美，搞得自己無所適從，就連簡單的事也懶得去做。」這樣就行了。對多數有自毀習慣的人來說，簡化所有事務是非常重要的技能。

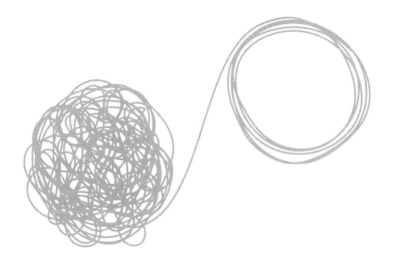

第二部

認清並減少自毀行為的基本對策

第四章

快樂與自我照顧

　　本章著眼於提升生活中的快樂與自我照顧能力，你的心情會因此變好，也會以更有彈性的方式面對壓力。出現這種情況時請注意：你覺得本章某個部分太簡單，你認為只有「難的」東西才更有用或更有價值。如果你堅持要這麼想，不但會事與願違，進度還會嚴重受阻。基本功沒有顧好，沒有花時間磨練它，在基礎不穩的狀況下進行其他計畫，下場很可能是依然停留在原先的模式當中。**克服自毀其實是為簡單問題找到簡單解決之道，哪怕是看似複雜的問題也不例外。**

允許自己體驗快樂

　　有一個相當常見的障礙需要密切注意，也就是「拒絕－放縱循環」。假設有人對於自己的低成就感到挫折，包括現在的工作、職業生涯，或者家庭計畫等等，他們拒

絕尋求快樂，因為覺得自己沒有資格。然而，正因限制自己在有趣的活動中找樂子，無法培養正面情緒，「庫存」的意志力和情感漸漸枯竭，之後往往出現劇烈反彈，開始肆無忌憚地縱情享樂（以致沒有足夠精力實現其他目標）。這是一種自我延續的循環。如果你剛好有很多自毀習慣，並因此大力抨擊自己，那麼你很容易掉進「我不配擁有快樂」的思考模式。以下是這個常見通病的流程表。

對於低成就感到挫敗

⬇

覺得自己不配擁有快樂

⬇

拒絕善待及培育自己

⬇

沒有精力實現目標＋沉浸在不健康的反彈中

我不是要你為了找樂子而逃避工作或責任，重要的是兼顧快樂和工作。許自己一個體驗簡單快樂的機會，哪怕你覺得自己沒有資格。由於行為會影響思考與感覺，當你允許自己擁有更多快樂體驗，或許就不會再認定自己不配擁有它。然而，假使你一再拒絕體驗正面情緒，你會愈來愈覺得自己不配。放鬆和正面情緒可以讓你恢復活力，

讓腦子休息一下，連帶幫助你認清壓力來源。

以下五個實驗有助於你找出目前擁有或潛在的正面情緒來源。

注意：我特別在本章提供大量自己的例子，以便闡明觀點，促使你多動腦想一想。需要釐清觀念時，具體範例比普通範例更有用，再說有些人或許不想在書裡看到自己被當作例子，分享自己的經驗可以避免我把他們扯進來！其實我的個人經驗並不特別，你甚至會覺得有一些很無聊，但我希望你能明白，你的行為本質上來說也跟這些例子一樣簡單易懂。

實驗一：有沒有什麼行為即使免費或不貴，你還是覺得它很奢侈？

有時候，即使最簡單的行為仍會令人感到相當奢侈。什麼行為會給你這種感覺？你的回答應該真實反映自己的情況與本性。如果這些回答深深觸動你，別人卻不感興趣，代表它們確實是簡單又真實反映個人情況。

以下舉幾個超簡單但對我來說很奢侈的快樂。

1. 光顧全食超市（Whole Foods）或喬氏超市（Trader Joe's），在貨架間悠閒而毫無任何目標地瀏覽商品，

而不是衝進去買必需品，再匆匆結帳並飛奔而出。

2. 慢慢洗個熱水澡。

3. 聆聽播客和有聲書（我通常從本地圖書館下載有聲書）。

4. 晚上來一場散步。

5. 和侄兒及侄女用 Skype 通話。

6. 睡午覺。

現在就利用筆記本、手機應用程式，或者你用來記錄想法的任何工具，寫下你自己的例子。

想不出來要寫什麼嗎？如果你向來不太思考這類問題，可能無法立即回答。可以花幾週時間慢慢累積想法，只要想到時立刻記下來就行了，否則一旦分心，念頭很容易轉瞬即逝。

以下分享做這個實驗的祕訣：

- 這些帶有正面意義的自省問題可以和家人或朋友一起討論。如果你和某人很熟，或許你可以為對方提供幾個想法，這比他們自己想還要來得容易。

- 可能的話，在清單中加入隨時隨地可以進行的小項目。有些事帶給你真正的快樂，但就是難以在生活

中進行，這時不妨問問自己：「有沒有不需要耗費那麼多時間或人力的簡易版？」

▍實驗二：什麼事會因為當下情況不同，有時令你快樂，有時又令你厭煩？

　　某些簡單的快樂會因為當下情況不同，有時讓人感到輕鬆，有時又讓人厭煩透頂。舉例說明，我家有游泳池（讓人覺得我很有錢，住在高級住宅，其實根本不是這樣！）當我需要離開電腦上的工作，找個適當休息方式，清理游泳池的落葉會帶給我適度快樂。我很享受那幾分鐘的日光浴，勞力活動也能清除繁雜思慮，讓心靈平靜下來。然而，如果這件事被列入冗長的週末待辦事項清單中，我就會覺得它只是一件討厭的苦差事。

　　還有另一個例子：當繁重的工作告一段落，開車探望親友（甚至辦事）對我來說是休息，其他時候則讓我覺得精力大量耗損。比起困難的活動，較容易的活動本來就等於獎勵或休息。有些工作以某種方式進行時令人輕鬆，但以另一個方式進行時就令人厭煩或者壓力大。你有沒有類似的經驗？有的話請寫下來，並找出能夠快樂進行這些工作的方式。

實驗三：如何讓簡單的快樂與充滿壓力的時刻連結起來？

將快樂與壓力連結起來可為你減緩壓力的衝擊。比方說，我搭機時會自備奶油花生醬三明治。我不會常常想吃這種食品，偶爾才會想要大快朵頤。但現在它不再是我搭機時的快樂選項，因為它成了例行公事，在趕赴機場時，我不再需要將它列為必辦事項。

有什麼快樂選項（或許是你不想過度沉迷的）可以讓你和較少出現的壓力事項連結起來？還有另一個例子，如果你每週或每月有某個時刻壓力特別大，好比你在雜誌社工作，截稿日迫在眉睫時，總會令你感到壓力超大。這種時候你可以搭配什麼活動，好讓自己輕鬆、快樂一點，還能緩解一部分壓力帶來的衝擊？

實驗四：什麼事可以帶來快樂，但表面上不符合你的個性？

有些簡單的快樂來自你對自己的透徹了解，你深知自己喜歡什麼。人類是具有細微差異的個體，每個人的個性都有顯性和隱性兩種層面，雖然隱性層面不常顯露，但仍和顯性層面同等重要，兩者相加就形成獨一無二的自我。舉例來說，我熱愛旅行，因為我喜歡和不同陌生人進

行短暫而友善的互動。它令我心情舒暢，我很享受這種可遇不可求的感受。旅遊使我與各種不同的人大量進行短短二十秒的互動。表面上看來，我應該不會喜歡這樣，畢竟我是個非常內向的人。然而，和陌生人對話二十秒不需要承擔社交責任，對內向的人來說沒有任何負擔，輕輕鬆鬆就能獲取社交能量。我喜歡以這種方式探索自己外向的一面。當你摸透自己個性當中的曲折，也明白自己喜歡什麼，可以為自己開發更多舒暢心情的機會。

有什麼事能為你帶來快樂，但它所反映的是你個性中隱藏的一面？探索你喜歡的行為與情境，這件事如何幫助你了解自我的每個層面，而不是僅僅針對顯性的層面？

▌實驗五：你的人生目標是什麼？

人一旦努力實踐人生目標並有所斬獲，就會獲得滿滿的幸福感。就連面臨重大壓力的人也適用這個法則，比如說有社交恐懼症。

除了精進工作能力，你的人生還有哪些核心目標？比方說，假設你認為做他人的榜樣是人生重要目標，那麼有哪些行為和這個目標相關？這些行為當中有哪一項可在日常生活中進行？在成為他人榜樣這個範例中，你可能會在小孩、伴侶身上或者社區、職場上看到表現的機會。找

出結合快樂和目標的方法，比如為孩子示範找樂子也是平
衡生活的一部分。

去除阻擋你感受快樂的障礙

阻擋我們感受快樂的往往是最簡單且最容易跨越的
障礙。舉例說明，你遇上塞車，打算聽聽音樂，但是手機
早就沒有儲存空間，你一直沒有存入任何音樂。若要確保
手機還有空間讓你享受聽音樂的快樂，平常可以怎麼做？
比方說，你每週三需要去鋼琴教室接孩子下課，可以利用
等待的空檔為手機騰出一些空間。或者你可以設定自動清
除功能，讓手機自動清除已經上傳雲端的照片和影片，還
有已經聽過的音樂或節目。

回顧一下本章開頭的幾個實驗，看看有沒有簡單可
用的步驟或方法，把那些無聊的小東西挪開，不要讓它們
阻礙你發揮體驗簡單快樂的能力。

負面情緒降臨時，練習自我照顧

本節討論如何應付心情不美麗的低潮期。一開始或
許你不了解我為何將這個主題納入自我照顧的章節。擁有

處理負面情緒的完整方案，可以確保你避開這些不必要的感覺，並以健康有效的方式解決它們，這將有助於你更快擁有好心情，這就是我將它擺在本章的原因。

當「負面」情緒降臨，為了採取有效行動，首先你必須了解，為了協助我們生存，每種情緒都有它獨特的功能。[1] 在某些情況下，快樂心情可以為理想表現打造最好基礎。然而，大量研究顯示，在其他特殊情況下，諸如有點沮喪或壓力大，或者對目睹的不公平事件感到憤慨，反而會激發出最富創意的思維、做出最好的決定、提出最有說服力的論述，以及締造最精準的表現。（參見陶德・卡珊登〔Todd Kashdan〕與羅伯特・比斯瓦斯—迪納〔Robert Biswas-Diener〕合著的《允許自己不快樂》〔*The Upside of Your Dark Side*〕，作者對於這些相關研究有傑出又有趣的觀點。）

一起來針對不同情緒的主要功能做個快速巡禮：

- **憤怒**讓我們充滿能量，促使我們付諸行動。
- **焦慮**讓我們注意細節，不放過任何可能的錯誤，激

---

1 情緒和思維及行為的關係通常是一種交換系統。多數情緒在某些思考模式下有正面影響，在其他思考模式下則有負面影響。這和安全感有關。舉例說明，不建議任何人在恐慌來襲時開車。此外，愛侶發生爭吵時，一方或雙方往往流於情緒氾濫。這時最好各退一步，平靜下來，以便理性思考及行動。

勵我們做對的事，避免我們過於自滿。

- **無聊**讓我們知道自己需要更多新奇事物及挑戰。

- **懷疑**使得我們質疑自己正在進行的事，做好接受改變的心理準備，驅使我們更努力或以不同方式工作。它還能引導我們應付別人的反對意見，締造合作局面。

- **嫉妒、失望與孤單**讓我們明白自己真正想要的是什麼，當我們努力實現願望，它們幫助我們察覺自己是否走偏。

- **疲累感**帶領我們迎向更豐富的創意與更真實的互動，因為人疲勞時防衛心沒那麼重。

- **罪惡感**提醒我們道歉並彌補過錯，它也禁止我們做出別人反對或引起他人憤怒的行為。

- **惱怒與挫敗感**讓我們知道進度太慢，可能需要改變做事方法。這兩種情緒也提醒我們事有蹊蹺，必須公開說出來並加以改進。

- **難過與傷心**讓我們停下腳步、自省、重新評估，並且深入思考我們的價值觀和重視的事物。當人陷入悲傷時，某些認知技巧會強化，比如更能察覺別人說謊。傷心還能擴大自我調整的幅度，這恰好與大眾的刻板印象相反。

當你了解負面情緒蘊含的正面意義，就能更從容地應付它們。你不再需要急急擺脫它們，因為它們成了比較無害的經驗。

人往往忽略負面情緒的潛在正面意義，唯恐負面情緒降臨，因為他們高估它的破壞力，尤其是高估它持續的時間，以為自己需要大大整頓心理狀態，並且嚴重低估自己的應變能力，以為自己會失控並遭受長期負面影響。[2]

下列是應付負面情緒的對策，雖然看起來步驟很多，但每一步都只需要幾秒鐘，反覆練習就能將它們化為下意識的反應。

▎步驟一：放慢呼吸

心理解讀到身體發出的生理訊號，便會產生情緒。如果情緒變得緊繃，已經激動到令你思慮不清，此時只要放慢呼吸，就能減輕生理的躁動。將注意力放在吐氣上，動作非常緩慢平穩（彷彿你正在慢慢吹氣球）。當你慢慢

---

2 我無意輕視那些面臨臨床問題的人，有些人負面情緒已經失控，還有一些人總是擔心負面情緒降臨，以上兩者都需要協助。面對臨床問題卻拒絕尋求治療，可能源自現實面的限制，好比經濟不允許。然而，不尋求幫助有時候是因為人們以為需要採取大規模又漫長的行動。有些負面情緒即使已經達到頂點，令人覺得難以去除，往往可以在非常短的時間內大幅好轉，焦慮尤其符合這個特質（參見卡珊登等人的著作《Can a One-Hour Session of Exposure Treatment Modulate Startle Response and Reduce Spider Fears?》）在認知行為療法或接受與承諾療法（acceptance and commitment therapy）等心理治療當中獲益的人，通常第一個月就有進展。

吐氣，吸氣會自動調整。只要大約進行四到六次的緩慢呼吸，心跳和其他生理系統便會回復到較為平靜的狀態。

步驟二：認清每一種情緒

認清每一種情緒，讓你不再不知所措，還能找到處理它們的方法。你必須分清楚焦慮、憤怒、羞愧等等，最簡單的方式就是上谷歌搜尋情緒列表，從表中找到符合你的描述。如果你有孩子，請教育他們準確認清每一種情緒。這不僅是良好的教養方式，也可以增進你處理情緒的能力。

對自己的情緒有清楚認知的人，比較不會運用不良的自我調整機制（比如沉浸在壞習慣當中），遭到拒絕時反應不會太大，也比較少感到焦慮和沮喪。小孩每週在課堂上只要抽出二十到三十分鐘，學習認識各種情緒，就能增進人際關係和學業成績。

步驟三：接受人生本來就是苦樂參半

這句話表面上聽起來或許很無情，但它提醒你一個重點：你本來就沒有資格只經歷正面情緒。誠如前文所述，某些情緒低潮不但沒有傷害性，事實上還能讓你保持最佳狀態。當人處於數種不同情緒之下，往往有最好的表現。

有能力接受並容忍負面情緒，這將為你開啟邁向成功的大道，你會選擇最有意義而不是最舒適的那條路，並激發內在潛能。舉例說明，如果你能忍受情緒低潮，便不需要迴避令你焦慮的對話。即使你覺得自己笨手笨腳，依然可以採取有意義的行動，好比追求夢想。

如果你不怕被情緒低潮打垮，不怕因此而失控，或者做出違反本性的事，你很可能安然度過這段期間，不會感到痛苦萬分。

▌步驟四：憐憫正處於情緒低潮的自己

啟動自憐模式；換句話說，當你的感覺無關快樂或滿足時，不要批評或打擊自己，反而要善待自己，認清你只是有了情緒，不會造成太大影響。不管你認為情緒是如何出現的，或者你是不是導致它出現的「禍首」，都要執行這個步驟，因為你值得受到最基本的同情。

▌步驟五：判斷情緒是不是錯誤警報

懷疑、焦慮、憤怒、罪惡感之類的情緒，有時候會沒來由地浮現。情緒是用來保護我們，但這個警報系統並不完善，當中暗藏一些錯誤訊號。有時候，你很清楚某個情緒是錯誤警報，但你也有不知道的時候。基本上，如果

你常常浮現某種特定情緒，那麼它很有可能就是錯誤警報。

你不一定都清楚某個情緒是不是錯誤警報，所謂的接受情緒低潮也包括全盤接受這些「身分不明」的情緒。

▎步驟六：判斷情緒有沒有提供有用訊息

情緒有沒有提供你和自身或者目前情況有關的訊息？它能不能幫助你採取適當行動？對於各種情緒的最佳反應請見第 85 到 90 頁的「有效反應」欄。請找出針對你目前情緒的最佳反應，但不要把表中的資訊當做真理。它們是否為最佳反應要視當下情況而定。最好的方式是保持認知和行為的彈性，根據自己目前狀況選擇反應。

有個方法或許管用：你可以根據特定場合的需要設計一種暗示自己的方法，提醒自己情緒正在為你效勞，它引領你做出最好的決定，為你提供能量，或者讓行動更純熟。舉個例子，你可以把自己看做將軍，情緒則是忠誠的士兵。或者你是電影導演，情緒是演員。怎麼想都行，有效最重要。問問自己：「就算搞清楚負面情緒的存在是為了幫助我成功，那又如何？我到底能獲得什麼幫助？」在特殊情況下，你的士兵／演員或許會發出錯誤警報，但一般來說，他們的存在都是為了替你效勞。

步驟七：找出所有自毀反應

試著找找看，有沒有任何自毀反應（比如肢體語言或聲調）正妨礙你實現重要目標。你將在後面表格的中間欄位看到，我按照情緒類型廣泛提出人們常見的自毀行為模式。然而，這類重點式整理依然過於簡單。人陷入情緒低潮時，自毀思維和行為往往不會主動跳出來表明身分，它們通常難以捉摸。好比你感到抑鬱或孤單時，可能不會注意自己的聲調或肢體語言出現對他人反感的跡象，即使那並非你的本意。事實上，當一個人接受量身打造的認知行為療法時，醫生的角色是協助患者找出那些自身無法察覺的自毀模式。當你已經盡最大努力，負面情緒依然對生活造成傷害，不妨考慮接受認知行為療法。閱讀蓋·溫奇（Guy Winch）的《心理醫師的傷心急救手冊》（Emotional First Aid），也可以幫助你了解負面情緒的自毀反應，此書特別著重於協助讀者應付孤單與悲傷。

試試看

有哪一種情緒以前在你看來非常負面，現在你對它有了全新的解讀？在以下開始的列表中，哪一種回應對你來說比較有用？

情緒	自毀反應
焦慮	· 迴避令你焦慮的人事物，只要是沒有把握的情況通通迴避。 · 提高自我要求，完美主義傾向愈來愈深。 · 過度思考及研究決定；過度拖延行動。

有效反應

· 需要時運用緩慢呼吸減輕生理躁動。
· 認清錯誤的焦慮警報。
· 減少迴避次數（參見第六章）。
· 當你無法百分之百確定時，練習採取行動。
· 糾正錯誤的思考模式，比如小題大作和貼標籤。
· 做複雜決定時相信直覺，特別是當你面臨很多選擇，不知道該如何是好時。
· 如果焦慮變成大問題，請嘗試認知行為療法或以認知行為療法為基礎的自助之道，比如參考我的前作《與焦慮和解》，或瀏覽臨床介入中心（Centre for Clinical Interventions）（healthymindtoolkit.com/resources）提供的免費資訊。
· 關於人際關係方面的焦慮問題，參見本書第十章。

情緒	自毀反應
心情低落（難過或沮喪）	· 社交退縮，不再從事以往令你快樂的活動。 · 對別人更加挑剔。 · 迴避體能活動。 · 變得過度悲觀。

有效反應

· 透過運動或快樂／有意義的活動振奮心情，面對你迴避的人事物（參見第六章）。
· 運用對策平衡過於悲觀的思考模式，例如想像最好及最有可能獲得的成果／解釋，不要老是想最糟的一面。
· 關於應付悲傷的祕訣，參見我的文章〈如何應付悲傷與失落〉（*How to Cope with Grief and Loss*）（www.good.net.nz/article/coping-with-grief-and-loss）。
· 參見第三章，了解過度悲觀的後果。

情緒	自毀反應
憤怒	· 失控發作，可能會傷害到自己或感情，或帶來嚴重後果（比如因攻擊他人或破壞公物被捕）。 · 以害人反害己的方式宣洩怒氣。

有效反應

· 運用生氣的心情驅使自己採取有意義的行動，例如向個人或社會的不公提出抗議。
· 在某些場合中，好比兩方正在協商，表達真正（控制得當）的怒氣可能足以說服他人，此時不妨試試看。
· 試著站在他人立場看待情況，確保你的反應能協助你實現更重要的目標。

情緒	自毀反應
孤單	・ 開始懷疑他人。 ・ 出現「會被他人拒絕」的預期心理。

有效反應
・ 一整天都尋找有意義的人際關係及互動,包括友誼,還有和陌生人及不是特別親近的人(好比同事)進行小互動。 ・ 多多從事令你快樂的個人活動,以便更享受獨處。 ・ 多多從事快樂、有意義的社交活動(例如參加健行社團),讓自己有更多機會和別人互動,與他們分享你的喜好和價值觀。優先選擇那些吸引積極、友善而充滿活力的人參加的社團。

情緒	自毀反應
嫉妒	・ 迴避令你嫉妒的人,例如拒絕和你覺得比你更成功的人合作。 ・ 採取消極對抗式批評。 ・ 過度投入,或者出現一些和別人比較的行為。

有效反應
・ 他人有良好表現時予以支持,例如同事或兄弟姊妹獲得成功時。 ・ 效法你嫉妒的人。促使他們成功的策略有哪些? ・ 面對別人的成功,如果你低估當中的努力、嘗試與錯誤,或者對方投入的成本,試著平衡扭曲的想法。 ・ 捫心自問:是否真的想得到你嫉妒的東西。比如責任繁重或需要常出差的工作。 ・ 真實地自我檢驗,看看你是否只注意到某人的成功(例如對方在社群媒體很受歡迎),但忽略了他的失敗或辛苦。

情緒	自毀反應
無聊	· 為了逃避情緒，投入令人麻木又能分心的活動，比如過度使用科技產品、過度消費以及暴飲暴食。

有效反應
· 尋找有意義的個人活動。 · 釐清無聊是否源自你需要參加更多新奇、富挑戰性的活動。 · 確認自己沒有過分投注在單一領域，比如説，過分投入工作。

情緒	自毀反應
挫敗	· 依照不同的個性，出現太快放棄或者過度堅持的情形。 · 被他人激怒。 · 責怪他人或環境，規避個人責任。 · 不接受現實，比如説，有人向你說明並展現他們的做法，但你還是認定他們會改變。

有效反應
· 培養對挫敗的容忍度。 · 捫心自問：更加接納他人會不會減輕你的挫敗感？ · 釐清你的挫敗屬於需要改變行為的信號，或者它只是錯誤警報，其實你已經在過最有意義又有效率的生活。 · 確認對挫敗的低容忍度不是源自疲憊。

情緒	自毀反應
罪惡感與羞愧	・説謊、隱藏、責怪他人、防衛心重。

有效反應
・真誠地道歉並彌補。 ・對羞愧（對自己的全面批判）和罪惡感（對特定行為感到懊悔）轉念。

情緒	自毀反應
悔恨	・反覆思考著「應該」、「一定要」、「本來可以」。 ・變得自我批判，或者出現反覆思考，卻沒有採取任何有用的行動。 ・為了避免重蹈覆轍，再三考慮每一種選擇，卻沒有執行任何一種。

有效反應
・從悔恨中找出自己需要學習的課題，化為具體行動。例如，你發現可疑人士但沒有報警，後來才知道鄰居遭竊。你可以這樣想：將來只要牽涉到安全顧慮，你一定要採取行動，即使最後證明只是一場誤會。或許你可以把警察的連絡電話（不是緊急報案的 119）加進通訊錄，方便連絡。 ・若你認為某個行為也許最能協助你避免再度陷入同樣的悔恨，不妨付諸行動。將來你可以執行其他解決方案，但首先應該執行最重要的，但又不會對它有過分完美的苛求。

情緒	自毀反應
懷疑	・和人相處時明顯自我吹捧。 ・思考或工作過度。 ・避免回饋，或者對回饋感到憤怒或防備。
有效反應	
・尋求回饋而不是逃避它。 ・後退一步，擴大視野，看看是否需要改變行動。 ・運用對策找出盲點。 ・關於自我懷疑和負擔症候群的詳情，參見第十二章。	

自我照顧愈來愈少

　　現在為你介紹大家都需要了解的壓力原理。當壓力產生負面效應，通常並不是壓力本身直接造成問題，而是因為它中斷了本來的自我照顧，這是一種間接效應。我們用流程表檢驗這個模式。

　　情況不是這樣：壓力 ➡ 問題
　　而是：　　　　壓力 ➡ 忽略自我照顧 ➡ 問題

　　自我照顧幫助我們過日子和實現目標，並在多數時候保持正面心態。一旦缺乏自我照顧，我們的情緒會一落

千丈。比如說，我壓力大時會漏吃綜合維他命，當下我至少還能撐住，不需要維他命提供額外精力和養分。但我漏吃後精力下降，就會做出差勁的選擇，造成壓力更大，並且啟動自我延續循環。

以下列舉三個使壓力中斷自我照顧的例子：

- **減壓**：任何可以營造正面情緒的事物都有資格稱為自我照顧，只要這些正面情緒能助你減輕壓力。

  舉例來說，你喜歡泡澡，這是你一天中最享受的時刻，除了放鬆，也提供減壓的機會，但當你變得忙碌，就會忽略它。

- **社交生活**：壓力大的人常會出現社交退縮的情形。

  舉例來說，週五晚上你通常會和同事或朋友小酌一番。可是你太累沒有出門聚會，不但失去與朋友連絡感情的機會，也無法透過它將工作日與假日順利銜接起來。

- **組織**：規劃與組織使你的生活或工作順利進行。要是例行公事少做一個環節，反而會為你帶來壓力。

  例如，上超市採購前，你通常會寫下清單。如果因為過於忙亂，以致沒時間條列採購清單，你就會忘了買某些必需品。

  以下是我自己的例子：當我感到疲憊或壓力大，通常

不會按照慣例使用谷歌的導航功能。不在手機應用程式裡輸入導航所需的地址，只能為我省下極少的時間和精力，但後果是耗費更多時間（及汽油）才能抵達目的地，因為我會不小心轉錯彎。或者去熟門熟路的地方時，因為沒有接收路況資訊，不曉得途中有車禍事故，也就沒有提前繞道。

試試看

哪一種自我照顧是你面臨壓力時優先考量的選擇？試著按上面的三個例子，各舉出一個自己的經驗。你如何提升困難時期練習自我照顧的可能性？如果你不知道該從何著手，只要讀了第七章的「看似不重要的決定」一節，或許就能想出幾個好點子。

學會觀察自己何時需要休息

自我照顧有一個很重要的環節：學會觀察自己何時需要休息。

▍早期警報

我在第三章提到，變換手邊工作是我需要休息的頭

號警報，我會在各種任務之間換來換去，沒有完成任何一件。你是否也清楚自己需要休息的初期警報是什麼？為了幫助你腦力激盪，以下提供幾個我自己的例子：

- 注意力渙散，犯錯，或者需要重複進行已經做過的事情。例如因為不能專注，讀過的東西要再讀一遍。
- 每隔幾分鐘就起來一次，去做和工作無關的事，像是開冰箱拿冷飲，或者察看電子郵件。（起身活動原本可以迅速恢復我的精力，但次數過於頻繁時，我知道這些精力難以支撐下去，我只是在透支自己。）
- 不停偷瞄與工作無關的網站。

試試看

現在就列出一到三項初期警報。如果你想不出來，試著問問身邊的人，他們的初期警報是什麼，與人談論這個話題有助於激盪你的想法。

▎晚期警報

我把晚期警報當做是自己長期工作過度並且需要好好休息（比如整個週末都不碰電子郵件或外出辦事）的指標。什麼樣的警報會讓你發現自己處於慢性疲勞？請注

意，當你一再迴避工作，焦慮感節節上升時，可能也會出現相同的警報。所以，如果你覺得自己頻繁地迴避事務，要釐清警報是否來自工作過度，而非工作不力！以下是我的晚期警報：

- 難以忍受令人挫敗的事發生。
- 對別人小小的要求出現誇張反應（好比收到一封電子郵件，對方提出微不足道的要求，我卻覺得這是天大的事）。
- 不小心打翻食物和飲料。如果我白天工作過度，往往發現自己到了晚上會打翻食物或把飲料灑出來。

試試看

　　現在就列出一到三項晚期警報。反覆打瞌睡是很多人都會舉出的例子。請找出真正和你有關的具體警報，包括我上面列舉的例子，即使那些經驗令你有點難為情。

你的「如果－那麼」計畫

　　一旦找出提醒你休息的初期和晚期警報，就可以開始規劃該如何回應。回應初期警報通常很簡單，只要一有機會立刻休息就行了。運用這段時間減壓，而不是又要休

息又要做事。舉例來說，你可以去外面吃午餐，把手機留在公司，以防吃飯時還得應付公事。

正如前文提及，當我需要長時間休息，適合我的做法是週末至少休息一整天，不碰工作、電子郵件，也不外出辦事。

試試看

請擬定專屬的「如果－那麼」計畫，回應你的初期和晚期警報。請確認你的選項是真正想從事的減壓活動，而不是「理想自我」打算做，但「真實自我」並不喜歡的事。擬定計畫後，你能不能預見可能的阻礙？請至少想出一個辦法，克服自我照顧計畫執行期間遇上的重大阻礙。

哪些是你把自己照顧得很好的徵兆？

你把自己逼得太急會出現警報，同樣的，當你的生活保持良好穩定狀態，你也會看到一些徵兆。例如我若以泡澡（我的偏好）代替淋浴，這就是我願意讓自己好好放鬆的徵兆。

試試看

請舉出兩、三個徵兆，說明你並沒有壓力過大。

本章討論的內容有一些只是基本概念，但這不能抹煞它們的重要性。你愈勤加練習自我照顧，就愈會感受到這麼做不會減少你的生產力。你還會發現，當自己受到良好照顧，比起受到各方壓力而總是在做白工，你能夠輕易做出更好的決定，而且格局更大。

準備進入下一章

進入下一章前，請試著回答這兩個問題，我們會問得簡單一點。

☐ 本章你最想牢記的頭號祕訣是什麼？
☐ 有哪一種簡單快樂是你想要多多融入生活中的？進行這件事時，主要的障礙是什麼？有什麼方法可以助你跨過這道障礙？

第五章
不知不覺中消耗的時間與精力

　　許多人覺得每天的日子都令他們筋疲力盡，永遠在上演追趕戲碼。我們一再浪費時間（以及其他資源），因為沒有提取心理能量，想不出完善的做法，也就不能有效完成例行任務。你每天投注大部分精力執行只有一次效益的行為，我要教你換個方向，把精力拿來播下將來會生根茁壯的種子，這就是本章的主旨。用另一種方式來解釋，不妨想想當老闆和當員工兩者的差異。老闆或主管為了達成目標，讓業績蒸蒸日上，他們會將大部分精力投注在高難度決策與公司發展方面，不會從事低階員工每天重複進行的任務。

我不是要你為了完善而完善

　　本章或許看起來像是教你釋出時間，事實上是要你釋放你的心。當你的心被重複性任務捆綁，你便無暇顧及

更大的格局。當你讓生活變得更有效率，就有能力更有意義地運用精力。

　　減少煩亂的思緒和不必要的忙碌，你便能開創向上攀升的積極力量。每次你為重複性任務想出簡易有效的解決辦法，就會對這件任務更有信心。自信結合精力將帶給你更多力量和動力，助你完成更困難的目標，進而帶給你更強的信心。不妨以流程表展現這個過程。

你執行重複性工作時效率很低，令你挫敗又疲累。

為了逆轉勝，你制定處理這些工作的有效辦法。

因此，下次你從事這些工作時，花費的時間較少。

每次你運用有效辦法，就會覺得自己很能幹。
你很自豪，又有信心。

你鞭策自己解決更多有能力應付的問題。你對此事信心滿滿。當你習慣解決問題，更有可能記得去處理它，就在不斷的練習中，你得以輕鬆解決所有問題。

生活原本充滿惱人又重複的工作，現在它們的比例降低了。

你擁有大量時間、精力和毅力，可以做想做的事。

我們低估零碎時間與少許挫敗感長期累積的影響力

本章所要探討的是重大認知陷阱：人往往低估長期低效率累積的影響力。偶爾花十分鐘找東西沒什麼大不了，但一整年（或是一輩子）流失的時間和衍生的挫敗感就會相當可觀。

不妨來看看下面那張不幸的流程表。如果你每週都要花三十分鐘進行沒有必要的事項，一年就會浪費二十六個鐘頭。只要你採取最低限度的修補措施，每週省下一點點時間，長期下來其實很可觀。

在流程表的案例中，每階段整年加起來的時間大約都是三十分鐘。

1. 每天進行一次五秒鐘行動。
2. 每週進行一次三十秒任務。
3. 每月進行一次三分鐘活動。

節省零碎時間／煩惱策略乍看似乎毫無意義，節省大量時間當然是最佳首選；然而，一旦你開始尋找，便會發現機會俯拾皆是，輕輕鬆鬆就能摘取甜美果實。我有個

真實例子可以提供，我現在都用快速鍵將自己的電子郵件位址輸入手機應用程式。當我輸入「qwe」（鍵盤最上排前三個字母），我的電子郵件位址就會自動出現。當你優化常常進行的活動，就能減少重複行動消耗的時間，無形中增加許多時間供你放鬆、玩樂、沉思、和別人相處或從事喜歡的任何事務。

你愈重視零碎時間的聚沙成塔效應，就愈能找到機會優化日常生活中各種瑣碎工作。不需要凡事優化，只要盡力蒐集所有小小勝利即可，不必耗費太多努力或犧牲，你就能達到目的。

將最棒的事變成最簡單的事

我在第三章提過一個主張，必定能讓你心想事成，那就是將最棒的事變成最簡單的事。做事要倚靠方法和步驟，而不是單靠意志力。如果你覺得方法和步驟看起來很複雜，以下提供一個簡單的例子幫助你理解。我家蒐集回收紙的箱子擺在信箱邊，這兩個東西都在前門外。垃圾郵件可以直接丟進回收箱，不需要帶進屋裡。這也是最棒的事。當你看到我建議你設計高效流程表以符合你的日常節奏，這就是我所謂的超簡單步驟，一點也不複雜。

流程表中哪怕只是極小的改變都能預先省下很多力氣。有個朋友有這方面的例子。她的住家有兩層樓，臥室在樓上，小孩洗澡前，她讓他們在樓下洗衣間先脫掉衣服，再帶他們上樓洗澡，這樣她就不需要把髒衣服帶下樓。

注意：你在本章讀到的內容應該要幫你減輕負擔，而不是加重它。如果你覺得某個建議做起來很吃力，請試著以不同角度再次閱讀，看看自己是否誤會了，或是把它看得太複雜。本章的目的是為了幫助你稍微調整做法，讓生活更輕鬆如意。儘可能蒐集不費吹灰之力就能做到的小進步（不要小看聚沙成塔的效力），而不是學瑪莎・史都華（Martha Stewart）[3] 打造大型事業版圖（除非你天性如此）。

減少頻繁決策帶來的負擔並簡化家庭生活

近年來很多書籍探討頻繁做決定帶來的沉重心理負擔。做決定和抗拒美食誘惑一樣，都需要消耗心靈能量。如果你能減少不必要的決策，就能釋出認知能量，進而減輕負擔，生活變得更輕鬆，你也更有閒情從事其他活動。

---

3 美國富商，以外燴生意起家，被封為「最會賺錢的家庭主婦」。

接下來的幾個小節提供許多對策，教你如何去除不必要的決策，並簡化家庭生活。一口氣嘗試所有建議可能會令你喘不過氣，你不需要如此，只要挑選看起來最適合你的就行了。如果你想平均分配，可以每一種類別挑一個。

▋寫下一覽表

一覽表可以省去不必要的思考，並且避免遺忘。撰寫一覽表的理想時機往往是在一項活動剛結束後，這聽來似乎違反常理。舉例說明，你可以趁著度假或出差結束，剛返家整理行李時，將你從箱中取出的物件寫成行李一覽表。在這當下，那些你慶幸或盼望有帶到的東西，或者你覺得不如當初沒帶的東西，都還鮮明地留在腦海中。遇到情況較為特殊的行程時，比如夏季或冬季旅遊，你可以視需要添加幾樣必需品。在某些情況下，製作一覽表就和用手機拍照一樣簡單。比如說，假使你主辦年度派對或感恩節聚餐活動，可以拍下今年這場大採購的收據，下次就可以輕輕鬆鬆買齊所有物品。

試試看

想一想，你的生活有哪些方面可以製作一覽表，以便簡化日常生活步驟？把它們寫下來，這樣你就有可以查

閱的記錄！

為很少從事的工作條列指南

一覽表是指南的一種類型，其他類型的指南也很有用。

當我們從事比較不常做的工作，往往會忘記上次是怎麼做的。由於**過度自信偏差**，我們按慣例認為自己下次需要從事不常做的工作時，一定會記得該怎麼做，但我們通常都會忘記，以致必須反覆摸索。我自己有相關經驗，這件事和印表機有關。每隔一陣子，印表機送出的列印成果會變髒，我就得清理滾筒。然而，因為這個情形一年才發生幾次，我每次都不太記得該怎麼做。尋找正確的清理方式既浪費時間又令人惱怒。後來我寫了一封電子郵件寄給自己，主旨是：「如何清理印表機滾筒」。下回我急著要列印文件並寄出時，再也不需要因為這個問題而「壓力山大」。省下的時間固然寶貴，更寶貴的是壓力減輕。我再也不需要煩惱：上次我是在哪裡找到解決辦法的？

我還有另外一個親身經歷可以提供。當我煮某道菜的功力已經純熟，沒有常煮，之後就會忘記烹調方式。我總覺得自己一定會記得，最後卻全忘光。這種情況很值得你花幾分鐘寫下步驟，再存放在你記得的地方。

試試看

有什麼事你不常做（每隔幾個月、每季或每年）而且每次都會忘記怎麼做？有什麼事你每隔一陣子需要處理但總忘記怎麼做？你要如何記下相關資訊以避免下次又忘的壓力？有一些領域可能會發生上述情況，比如電腦／科技、家庭／庭院維護、假日相關事項，或者任何你會忘記如何操作的設備。

▌儲存資訊以備不時之需

儲存資訊以備不時之需，可以減輕你花心思牢記它的負擔。舉例來說，我買了一個便宜的服務程式（名叫「AwardWallet」），利用它記下飛行哩程數和飯店住宿累積的點數，以及各種使用期限、會員帳號和密碼等等資料。我不再需要記住所有登錄資料，因為現在都存在同一個地方，我只需要瞄一眼就知道還有多少點數，以及何時到期。由於資訊取得方便，我安排旅程時就會記得運用點數，無形中省下一些費用。

以下一些例子和上文舉出的印表機一樣，我用電子郵件來記錄它們，以備不時之需：

- 我在寫書期間會寄一些電子郵件給自己,主旨為「a2b」,意思是「加進書裡」(add to book)。當我手邊沒有電腦,忽然想到跟書有關的點子,我就會在手機寫一封主旨為「a2b」的電子郵件寄給自己。

- 對於偶爾需要連絡的店家,往往要從又臭又長的資料中尋找,我乾脆把那些電話號碼寄給自己,這樣便能略過許多選項,直接連絡我要找的人。

- 我將圖書館借書證號碼以電子郵件儲存起來,主旨是「借書證號碼」。

- 在某些情況下,儲存資訊的最佳場所或許是把它貼在生活或工作環境中。這裡再舉一個和印表機有關的例子,我在印表機後面的牆上貼了一張告示,寫明:「畫面會列印在朝下的頁面」,這句話在我列印郵寄標籤時用得上。另一個很棒的的選擇是在碗櫥門內張貼提醒單,以便需要時隨手可得,比如碗櫥內各物品的擺放位置,或者裡面某個物品的使用說明。

　　類似的視覺提醒與其他指南對協助伴侶(或者孩子、朋友或工作夥伴)都非常管用,他們不需要問你就能自行處理一些事項。

　　我也喜愛在手機中設定和各種場所有關的提醒,以

便我在抵達或離開某個場所時收到通知。例如，當我抵達超市時，它能提醒我將環保袋帶下車。由於科技進步神速，我在本書的網站上提供另一些運用科技增進生活便利的例子，還有其他網站的連結，你連過去後就能學習如何設定這些方便快捷的提醒（參見 healthymindtoolkit.com/resources）。

試試看

在生活環境中找出一個地方張貼醒目的提醒，可以減輕你做決定的壓力，也能幫助你找出最適合進行這個決定的時間與地點。

▎為居家用品找到符合家務流程的擺放位置

正如儲存資訊以備不時之需，同樣的道理也適用於存放實體物品。我在第三章舉出一個例子，說明我在家裡各個房間都擺上一個文具收納盒。由於我常需要用到剪刀、膠帶、原子筆和奇異筆，便在臥室、廚房／客廳和車上各放了一組。

多準備幾套常用工具放在隨手可得的地方，不僅實用，還能節省時間並減輕壓力。比如說，我發現準備兩個保冷袋很方便，當我急著出門購物時，至少很快就能找到

其中一個，不需要到處找唯一的那一個。或許你一直都有物歸原位的好習慣，但若沒有，多一個備用才會萬無一失。

萬無一失的備用品也能大幅減輕因為忘記攜帶必需品而造成的壓力。與其每次旅行都要打包化妝包，我寧可多準備一份一直擺在行李袋裡。此外，我每次出門辦事時，總有好幾回忘記帶錢包。因此，我在汽車儀表板的置物箱擺了二十美元，以防忘記帶錢。

提升家務效率還有最後一點需要你仔細盤算，也就是工欲善其事，必先利其器。使用不適合的工具不但浪費時間，也徒增壓力。有時候，一件便宜的工具就能大幅減輕工作難度，比如說打包箱子時使用手提式膠帶台。

試試看

回答下列問題：

1. 你需要把哪些東西擺在需要時隨手可得的地方？

2. 有沒有什麼東西是你偶爾會忘記帶的？準備一份備用品會有幫助。

3. 什麼東西是你在多個場合都需要用到的？在家中各個房間準備一份會更方便。

重複事項一次處理完畢

有哪些重複事項一次處理完畢更有效率？以下是幾個例子：

- 有個朋友讀完本章的初稿後，決定每週一為兩個孩子事先挑好整週上學的服裝，而不是每天早上都要挑一次。

- 同一個朋友每天都在大瓶子裡裝滿飲用水，並在一天結束前喝完，以便獲取足夠的水分。

- 我女兒還在吃副食品時，我會把它放在製冰器裡，等到它凍成一個個小冰塊時，再全部倒進塑膠袋。這樣一來節省了大把時間，以免我抱著寶寶時，還要想盡辦法去撬開一兩個小冰塊來用。

- 我大約每隔一年就會將需要用到的住址印成貼紙，裁剪後給我自己和配偶使用。

- 每當我看到提款機可以提領一美元鈔票，我會領五十張，需要付小費或車錢時就不會缺零錢。上銀行辦事時，我也會換五十張一元鈔票。提款機提領加上銀行兌換，保障我永遠不缺零錢，即使有太多零錢也不會造成問題。

試試看

回答下列問題：

1. 你有沒有什麼東西買得太少（好比嬰兒溼紙巾、洗手乳補充包、紙巾）？這類物品該買多少，你才不需要為了它常出門採購，但又不會多到塞滿你家的儲藏室？

2. 多方面想一想，找出一件需要重複處理的事項，一次處理完畢可以為你省下時間又減輕壓力。

▌運用捷思法做出「恰到好處」的決定

捷思法（以我在本節的定義為主）泛指任何原則或方針足以產生恰到好處的結果，類似經驗法則的概念。有很多例子可以證明捷思法能避免臨時缺乏物品或頻繁進行某種工作。請注意，這裡並未假設捷思法能在當下幫助你做出完全正確的決定，而是為了在完美選擇與減輕做決定的心理負擔之間找到平衡。

如果你習慣逃避或是常常想太多，捷思法對於做決定特別有幫助。以下是幾個例子，說明如何運用捷思法迅速而無負擔地做出恰到好處的決定。

- 由於我是個「少買主義者」，因此我運用捷思法，每回大腦要我買多少，我就再多買百分之五十。舉個例子，我若想買四杯優格，最後會決定拿六杯。
- 當我對某個不貴的東西起了三次購買念頭，我就會直接上網下訂，不再猶豫。
- 同樣的，當我出現三次「我需要⋯⋯」念頭，我會立刻去做。我不會真的計算自己對一件工作起過幾次念頭，只會問自己：「我是否不只一次想要去做這件事？」
- 寫作時，如果在某個小節耗費多得離譜的時間，幾乎可以證明這個部分應該刪除，而不是一再重寫。
- 當待辦事項清單多到令我不知所措，很想減輕一些負擔，我有時會捫心自問：「願不願意花錢請人？」以此評估某件事是否值得去做。如果某項工作的成果低到不值得花錢請人，這就代表它也不值得我去做。
- 作家克里斯・古利博（Chris Guillebeau）曾談到十美元旅行守則：如果多付不超過十美元的錢可以減輕壓力，那就不需要猶豫。
- 我的基本策略是優先處理價值超過一百美元的事務，這個捷思法同時運用在家庭和工作兩方面，比如說，比起報酬率只有十美元的項目，一百美元項目有優先

處理權。

• 家人知道我的原則，晚上七到八點可以問我任何技術性問題（或者其他需要思考的問題），因為時間還早，我還沒有準備就寢，而白天的工作也已結束。

• 我在很多方面奉行一分鐘守則。它的要點如下：如果你想到一件需要做的事，只花不到一分鐘就能完成，那麼就立刻去做。如果忘記做某件事會引發龐大的後續壓力，我會暫停手邊工作，先將它完成。也只有碰上這種情況，我才會中斷目前正在進行的事項。比方說，我忽然想到要把某個物品收進皮包，一旦忘記帶它將會造成壓力，這時我不管在做什麼都會停下，先去收這件東西。忘記做的事或忘記帶的東西如果不會造成壓力，我即使想到也不會暫停手邊工作。或許，它應該叫做三分鐘守則才對。

• 有位朋友每回不知如何抉擇時（比如在訂房網站搜尋住宿地點），就會運用這個策略：撤銷一項標準，增加彈性。她說，這能幫助她排定優先順序，讓她明白想要的或許就是最符合需要的那個選項。

　　如果你讀過或聽過某人使用捷思法，但那個方式不適合你，或許只需要稍微修改就行了。比方說，以一美元

來計算時間價值，這種方式不適合我，「優先進行價值超過一百美元的事項」比較符合我的價值觀。

試試看

為了激盪出更多好點子，不妨找個朋友或家人聊聊你們在日常生活中運用的捷思法。

或者，你也可以找出自己讀過或聽過、感興趣但不曾執行過的捷思法。你能不能將它改寫，或者稍微改變方式，以便你更輕鬆地執行？

▎只要沒有重大不利因素，運用「先做再說」守則提升效率

如果你因為焦慮或完美主義而習慣延遲做決定，你可能會發現自己在已經爆滿的待辦事項清單上又添加了「做……決定」或者「找出……解決辦法」等等。「先做再說」（ready- fire- aim）是一種受歡迎的守則，它主張率先採取行動（準備和開火），之後若有需要再調整方向（瞄準），而不是一直拖延。

以下提供我的例子。我在洗碗槽上方的窗台擺了兩個容器，其中一個存放兩角五分硬幣，另一個存放其他硬幣。它們只是外帶食品的容器，不適合永久使用。然而，

我至今都還沒有積極尋找更好用的容器，這表明若是我執意要等到好容器出現才肯解決問題，恐怕零錢還找不到地方放。現在，我需要零錢時一定有，而且皮包也不會塞滿銅板。

在零錢筒這個例子中，雖然我最後沒有用到「瞄準」步驟，有時候你還是可以稍微修正解決方案，讓它發揮功效。往往只是一個小調整，就能讓解決方案由失敗轉為成功。舉例說明，我多買了幾條充電線，以便在每個房間都能為手機充電，不需要到處找線。不過，我還是發現每當需要充電線時，我仍會翻箱倒櫃尋找。為了解決這個問題，我在三張自黏標籤寫上：「臥室」、「客廳」和「汽車」，每張標籤包住一條線。這樣一來，每當某條線離開應有位置，我就知道該把它放回何處。

試試看

有沒有你正在拖延的工作流程問題是可以立刻解決的？

或者，你正嘗試以特定方案改進工作流程，但成效不彰，你該如何調整？

在最佳時機進行年度或半年度活動

有些物品在一年當中的恰當時間點購買，可以省下麻煩和金錢。比方說，我在夏末設定了年度提醒，以便將泳裝汰舊換新。商店每年這時都會在櫥窗上貼出折扣活動，一年只有這次機會。

進行年度、半年度或季度（比如除蟲）任務時，請挑選你覺得最適合的時間點。這些任務如何能完全順應你的生活步調？舉例來說，當你需要打電話，你在一週當中的哪個時間點通常最有空又最有閒情從事社交活動？一般來說，國定假日的當週週末會是從事個人活動的好選擇，尤其是大拍賣往往都在此時舉行（勞動節當週週末便是為泳裝汰舊換新的好時機）。

這項策略除了用在工作上，也可以確保你從事的都是真正**想要**的活動，否則你或許不會抽空去做。舉例說明，不妨假設你想樹立家庭傳統，於是每年在家舉行派對，慶祝夏天來臨。為派對挑選舉辦日期（六月第三個週日），再挑一天專門用來寄邀請卡（五月最後一個週一）。

谷歌日曆是傑出的免費工具程式，它的提醒功能可以循環運用。首先決定你要多久執行一次任務，像是剪髮或換機油。接下來運用自動循環的日曆提醒功能，你就不

需要重新設定提醒。「訂購聖誕節火雞大餐」之類的年度任務也適用這個功能。儘可能把相關資訊也寫在日曆上，比如車行技師或美髮師的電話。由於不需要另外查詢電話，你可以立即連絡對方，因此當提醒事項出現在電子郵件或手機上，你就比較不會忽略這件事。

試試看

運用你偏好的日曆軟體設定一項自動循環的提醒。如果你還沒有下載或購買任何軟體，不妨試試谷歌日曆。當你設定好提醒事項，請檢查一下欄位裡的資訊。

▌找出不需要的重複動作

你是否有一些電話號碼偶爾需要用到，但並沒有加進連絡人清單，以致必須重複尋找？你是否每天晚上定鬧鐘提醒自己某件事，卻不曾用手機的提醒功能？你是否每年將手機裡的照片備份至雲端，卻不曾設定自動備份功能？你是否有些帳單還未設定自動繳款？

我們重複進行的各種小事其實都能「一鍵搞定」。如果你還沒有以科技代勞這些小事，很可能是受到某種阻礙。看起來簡單的操作，或許需要多花點心思理解。也許是你忘記帳號，無法登入網路銀行，也就不能設定自動繳

款？也許是你不知道如何設定自動備份？為了解決這類阻礙，你可能需要採取「先支付自己」（pay yourself first）方案，抽空將這些操作方式學起來，再開始投入日常工作。請回想本章開頭提到的原則：將大部分精力用在可以重複獲得效益的活動，而不是只有一次效益的活動。

▋重新訓練「決策寄生蟲」

有沒有人把做決定的擔子丟到你肩上？由於做決定耗費心力，一旦身邊出現可靠的決策者，一般人會盡可能將它交給對方，這是聰明（也很狡詐）的做法。如果你是個可靠的決策者，其他人（在家中或工作場合）或許會要你承擔更多做決定的責任。替大家做決定的例子層出不窮，包括挑選三餐和餐廳、家庭財務、裝潢、購物，以及機會降臨時要接受還是拒絕。

有時候，你很難察覺他人的詭計。比如說，有位家人負責做某個決定，對方不但沒有自己搞定，反而把所有選項的網址寄給你，要你給意見。你很容易就掉進幫忙的陷阱裡，因為這只是舉手之勞。當別人請你幫忙，你可能會受寵若驚，或覺得自己很重要。然而，日子一久，他們會習慣把決定權丟給你。這幾位可愛的決策寄生蟲（decision leech）只要少了你的意見，就會失去做決定的

自信。決策者往往會覺得肩負重責大任，非常在乎自己的選擇將導致何種結果，壓力也就接踵而至。當你將決定權分出去，由大家一起扛責任，你就不需要一肩挑起所有擔子。

該如何重新訓練他人公平分擔決定權？試試這個方法：有人拜託你幫忙做決定時，直接拒絕。如果有人已習慣依賴你做決定，你或許應該乾脆一點拒絕。比方說，你可以（好聲好氣）對配偶說：「我不在乎你如何決定，但我希望你能自己決定。我希望你負責這件事，不要問我的意見。」情況允許時，務必協助他人提升做決定的自信。如果你對他們做的決定有任何要求，只需要寫下簡短的句子，比如：「我不在乎你買哪一種洗衣機，只要至少具備⋯⋯」

試試看

你是否曾經過度承擔做決定的責任？找出生活中（家中或工作場合）應該分擔更多決定權的人，努力訓練他們做決定。

身心俱疲時，如何規劃適宜的生活方式？

當你事倍功半地進行循環性任務，不但每週浪費數小時，也很容易觸發已經根深柢固的自毀行為。它磨光你的耐性，又害你的人際關係變得緊張。比如說，你正趕著出門，卻找不到一件重要物品，於是對著孩子吼叫。改正這些行為模式，就能釋放心靈能量，讓你輕鬆應付日常事務，打造良性循環。但話又說回來，如果你壓力早已大到瀕臨崩潰，你又怎麼知道該從何處著手？

你可能會誤用本章提供的祕訣，試圖從生活各層面擠出對策。生活方面的建議往往變成又臭又長的義務清單，上面充滿每天「應該」做的事。但是誰有這麼大的本領面面俱到？這些應該做的事包括：自己在乎的人事物、教養子女、運動、為家人料理三餐、做瑜伽、冥想、維繫各種感情、隨時保持家中乾淨整齊、全力投入事業，還得在忙完一整天後不覺得筋疲力盡。

不妨回到第三章提過的觀念，對於一件任務需要耗費的意志力（或者認知努力〔cognitive effort〕），給予零到十分的等級。如第三章所述，不妨假設你在一天當中某個時段做的事情需要耗費所有認知能力，如果想做更多事，那應該將那些事擺在耗費所有認知能力的事情之後。

有個解決辦法你或許沒有想到，那就是可暫時替換新活動。舉例說明，你可以暫停煮飯一週，準備一些微波食品，這樣你就有時間規劃生活。或者，如果你的工作時間有些彈性，也許可以偶爾一邊工作，一邊處理私事。我身為自營工作者，很多年後終於領悟，一件任務同時帶有工作和私人色彩時，其實在工作時間進行也無妨。

當你有太多事都需要優先處理，或許它們需要的是一個一個輪流解決。當我們**總是**把某些事設定為最高優先順序，而且**總是**忽略其他事項，生活就會失衡。為了處理更重要的事務，偶爾犧牲一下瑜伽課無妨，你也不至於擔心自己會因此而完全放棄瑜伽。

如果你需要完全投入某件工作，卻發現自己依然忍不住想要上網閒逛，可以嘗試使用「保持專心」（StayFocusd）之類的應用程式，我將在第十三章詳細介紹。這個方便的工具是谷歌瀏覽器的免費擴充程式，可以在 chrome 線上應用程式商店下載。當你上某些網站超過一定時間，它會封鎖這些連結。至於是哪些網站、上網時間限制等等，由你自行設定。不妨試用這個工具一、兩週，讓自己有更多時間和心力規劃生活。這個工具的相關設定說明，請參見 healthymindtoolkit.com/ resources。

另一個方法是尋求他人協助（好比請保姆增加照顧

孩子的次數，或是請同事多接一項工作計畫），以便你將更多時間和精力投注在規劃生活上。當你因為別人協助而有餘裕，請記住，將多出的時間和精力用在可以重複獲益的事項上，不要用在寶貴但只能單次獲益的事項上。

擁有一起努力簡化重複性任務的夥伴將為你帶來極大助益。想一想，有沒有熟人也願意執行本章的觀念？將你們正在運用的方法與嘗試找出的新方法彼此分享並相互鼓勵。

試試看

第一步：按下面提供的意志力分類範例表格，將你每日／每週的活動填進右欄，請根據你的實際情況填寫。

需要的意志力／認知能量 （0～10）	活動
意志力 0～2 級	看電視、上網、下意識地進食
意志力 3～4 級	散步、專心進食、烹調半成品 （比如加熱剩菜、製作沙拉）
意志力 5～6 級	照食譜烹調菜餚
意志力 7～8 級	進行高強度運動、有禮貌地處理衝突、解決延宕許久的問題
意志力 9～10 級	拒絕擺在面前的垃圾食物或酒

第二步：對於本章提及的規劃生活，你認為自己需要幾級意志力才能進行？根據你填寫的表格，有哪些活動可以暫時換掉？以我為例，我規劃生活需要 5 ～ 6 級意志力，因此，我用它來換掉每天從事的 5 ～ 6 級或更高等級的活動。

有個最令人振奮的消息：日子一久，你整理得愈多，每天你能從事 5 級以上活動的時間也就愈多。這就是我前面提過的良性循環。

準備進入下一章

進入下一章前，試著回答下列問題。

☐ 在減少頻繁決策並簡化生活的十項建議中，哪一項看起來最適合你？

☐ 你能不能為目前「無家可歸」的物品打造一個便利的去處？就趁現在，花個幾分鐘，不需要把這件事列入待辦事項清單（可參考我舉的硬幣容器範例）。

第六章

克服拖延和逃避

　　大家都經歷過伴隨拖延而來的惱人恐懼和焦慮。拖延（躲避特定事項）和逃避（更常見的模式）也會影響人際關係，尤其是當你已習慣逃避，或者常常要別人代勞。

　　那些自認被壞習慣耽誤的人，有很高的機率是因為逃避。逃避會製造壓力，還會對你正在逃避的事情產生焦慮，並且吸乾自信。正如完美主義者，逃避令人進退維谷。把逃避當成應付手段是一種自毀模式，而且它會妨礙你克服自毀行為。舉例說明，家人最近告訴我，她總是避免列出待辦事項清單，因為她知道清單的效力強大，她只要一寫完就會開始規避那些事，乾脆不要面對還比較輕鬆。

　　我們都有不知該如何面對的事。因此，每個人都需要設計專屬策略，以便克服拖延和逃避。

解決拖延的二十一項對策

　　以下是規模盛大的策略清單，助你擺脫拖延習慣。一個人的最愛可能是另一個人的最恨，所以我提供大量建議供你挑選。你樂意嘗試的對策愈多，就愈有可能為各種情況找到適合選項，你也愈有把握。因此，試著找出至少五種你願意嘗試的策略。

　　訓練自己在逃避某個人事物時思考這個問題：「我可以運用哪一項對策？」你也可以將這份清單當作參考指南，需要新點子時回來察看。你或許會發現，自己偏愛的對策不一定都一樣（我就是如此）。

試試看

　　當你閱讀清單時，請找出已知對自己有用的策略，還有你準備嘗試的策略，用以下代號標記它們：

　　知＝已知對我有用。
　　準＝準備嘗試。
　　不＝不嘗試。

　　如果你有伴侶，不妨和對方標記的結果比較看看，

了解雙方被哪些策略吸引。

▌一、為手邊的每項計畫各自條列待辦事項清單，而不是在每天待辦事項清單上列出所有要做的事

　　當你條列每日待辦事項清單，生活就會被各種事務絆住，為了做完今天的事，以便迎接明天的事，你會疲於奔命。換個方式，在一張紙上寫下某個計畫所要進行的所有步驟，每一項計畫寫一張，當你有空時就可以逐一處理。

　　針對計畫條列清單也能幫助你有效運用零碎時間。例如，當你忽然有五到十分鐘空檔，有一項計畫剛好需要五到十分鐘，你可以立刻解決它。把每天的時間留給當天真正需要完成的事項（像是「倒垃圾」，因為今天垃圾車會來，明天不來）。

▌二、練習做恰到好處的決定

　　當你面臨複雜的決定，有很多選項和各種變數，不妨審慎而迅速地檢視所有選擇，接著任由直覺帶領你做出最後決定。腦子堆滿資訊會癱瘓我們的思考，此時讓意識稍微整理，如果沒有浮現清晰的解決方案，就先去睡一覺，或者從事讓思緒放空的活動（洗個澡、散個步，或者

開車去某個地方）。當你進行這些活動，潛意識仍會暗中處理問題，或許就在不經意間靈光一閃，或者憑直覺找到該何去何從。

在現實生活中，無盡的審慎思量或直覺判斷都不能為你在當下做出百分之百正確的決定，但研究顯示，在某些情況下，依賴直覺真的可以做出很好的選擇，耗費的心力也較少。

▋三、是否因為自訂規則才令你想要逃避

當你浮現「我得如何如何做才能完成這件事」的念頭，請想一想，是否真的如此，或者那只是你為自己訂下的規則。這些規則深藏不露，我們往往不會注意到自己忽然間就訂了規則。舉例來說，你一直在逃避烤聖誕節餅乾，因為你有個自訂規則是「我必須為聖誕節烤三種餅乾」。是誰說聖誕節一定要有三種餅乾，而不是一種、兩種或四種？你能不能簡化期望？也許烤一種餅乾就夠了。

▋四、在清單中找出閒置許久的待辦事項，捨棄不做

移除清單中未竟之事與前面所提的排定優先順序有關。例如，我習慣累積（及消耗）飛行哩程數和旅遊點數。但若出現大量賺取哩程數的方案，我就很想每一種都

參加，把自己搞得很煩很亂。這裡面有一個很大的機會成本，為了要追逐這些蠅頭小利，反而阻礙我從事更有生產力的活動。

要一個人放棄不太重要但有點價值的事物可能會很難，然而，這麼做不僅可以提升你的能力，也能提高信心，幫助你解決需要優先處理的重要事項。現在就從清單中找出你要永遠捨棄的項目。有的事情看似有價值，但其實沒有投資報酬率，不妨大方地捨棄它。

五、藉由鼓勵他人來鼓舞自己

一個人表達正面情緒時，自身體會的正面情緒往往更多。比如說，當你熱烈恭喜最近獲得成就的同事或家人，或者你對他人表達滿心感激時，自己也會獲得鼓舞。為什麼這個策略能克服逃避？「負面」情緒是危險信號，正面情緒則是安全信號。

六、判斷自己是否將逃避當作反抗

當你抗拒他人的意見、提議或嘮叨時，你知道自己的反抗並無益處，將正在逃避的事項和個人的價值觀連結起來，這對你來說相當重要。舉例說明，冰箱裡已經堆滿食物，你卻逃避清理，因為配偶為此一直碎唸。不妨問問

自己，為什麼我需要為自己做這件事（而不是為了那個逼迫你的人）？答案或許會是如此：「我覺得時間很寶貴，冰箱愈是雜亂，我在裡面翻找東西所浪費的個人時間就愈多。」將逃避事項和自身價值觀相互連結，對個人來說是最強的行動誘因。可能相關的價值觀（視情況而定）包括美觀、省錢、省時、最佳化／提升效率、安全、透過行動表達愛、己所欲施於人，或者將浪費降到最低等等。

▍七、假裝要將逃避之事發包出去，並寫下注意事項

如果你正在逃避某件工作，想像一下，你已經把它發包給別人。為對方寫下詳盡指示，以便他能順利完成任務。這項策略如何克服逃避？以下列舉它的四種功效：（一）想像由別人來進行某件任務的各個步驟，這能讓你明白自己其實有能力完成。（二）站在發包的角度思考，心理上保持距離，有助於你杜絕逃避。（三）你對他人的期望或許比對自己的期望還要合理，當你為他人設定任務，要求或許比較低，也就比較不容易造成逃避心理。（四）為一項任務排定執行步驟，需要耗費心力，一旦完成這個部分，其他步驟看起來不再難以執行，根本不需要逃避。

八、在谷歌、YouTube 或 Pinterest 搜尋解決方案

在網路上尋求協助。比如說，如果你正在逃避寫履歷，不妨在谷歌搜尋關鍵詞「撰寫履歷技巧」。

如果你正在逃避打包行李，可在 Pinterest 上搜尋「前往□□□（目的地）的打包清單」。即使你不需要外力協助，還是可以在網路上找到一些好點子，或者讓你不再覺得那麼孤單。

這項策略或許聽起來有一點蠢，但成效出奇地好。採取最低限度的行動就能協助你免於逃避。不妨試試，即便它聽起來太低階。當你覺得沒有精力搜尋其他方案，或者逃避的破壞力已經太強，別的方案令你裹足不前，此時嘗試這一招特別有效。

九、對於想要逃避的活動，限定自己在某個時間內完成

舉例說明，最少花十五分鐘投入一項想要逃避的任務，但設定最多不能超過一小時。

限時設定可以避免你落入行動－不行動的循環。如果你已經長時間拖延，一旦開始執行往往會流於過度工作，如此一來只會造成負面循環。

十、破除自己訂下的規則

記住，破除自己訂下的規則無妨。如果你通常週日不工作，或者晚上超過某個時間就停止工作，有時稍微改變一下，打破自己訂的限制，可以幫助你免於逃避。如果你終於願意投入拖延許久的工作，那麼多做一點不是什麼壞主意，即使你必須犧牲一些休息時間也無妨。然而，你還是要按照第九點建議去做。當你專心從事原本逃避的活動一小時，比起耗費漫長的三小時，陷入大起大落循環的機率要來得低。

十一、求助

當你有客服人員可以諮詢，是否依然嘗試自己解決問題？你是否忽略了可以打電話、寄電子郵件，或者上推特去求助的選項？同樣的，你是否試圖自行解決問題，即使身邊或者公司有人知道好用的解決方案？

重要訊息！

如果你的逃避傾向非常嚴重，請確保你不會將求助當成是逃避自己想辦法的策略。如果你不想要太快求助，可以自訂規則，決定何時需要向外求

助。舉例來說，你決定在向外求助前，先嘗試三個
自己的方案。

▎十二、將你正在逃避的事當作教材

以教學來杜絕逃避，這個方式最適用於工作場合，
不妨為同事、員工、老闆或者學生（視情況而定）設計一
套教學材料。比如你是程式設計師，最近總是逃避一項困
難或費力的編碼任務，你可以寫一份備忘錄，或者拍一段
影片，教導別人你如何儘可能簡潔而有自信地從事相關工
作。

此項策略還有另一種運用方式：教孩子某種技能。
舉例說明，如果你正在逃避金錢管理之類的事務，可以教
孩子一些你有把握掌控的理財觀念。

由於行動會影響觀念和情緒，在有信心又能勝任的
情況下行動，進行相關工作時往往更得心應手。

▎十三、動起來

動動你的身體，不管是走去信箱拿信、搬一些箱
子，或者慢跑，總之，啟動你的思維和精力。有時候，就
算是去開冰箱拿冷飲對我來說都管用！（我在第四章談

到，如果我發現自己在很短的時間內頻繁去冰箱拿冷飲，
也就表示我需要好好休息一下。）

▎十四、歡喜接受你已經成為逃避大師

有些人絕對稱得上逃避大師，他們千方百計為自己
的逃避辯護、找藉口或者怪罪他人。他們有本事想出一個
又一個理由來說明自己為何逃避，簡直就是解釋專家。我
個人最擅長的逃避技巧不是訓練自己去做客觀來說較為重
要的事項，而是忙著進行各種不重要或有些重要的事情，
重要事項則從今天的待辦事項清單再換到明天的清單上，
有時候甚至延遲整整一週。上一章提到的一百美元捷思法
很管用，但我只有一半時間花在上面。它雖有效，但不夠
全面，我在此提出這一點是為了強調，策略不需要總是或
者**大多時候**管用。

心裡有個甜蜜區，一方面你可以無拘無束地徜徉，
體認到自己多麼擅長合理化逃避的習慣，另一方面又能肩
負起做出更好決定的責任。這只能靠自己心領神會，很難
解釋清楚。你可以用自憐又負責的態度與自己對話，多實
驗幾次，直到你發現它有助於你克服逃避。

▎十五、從中間開始

對於你一心想逃避的任務，如果進行下個步驟照慣例會令你害怕，那就先做其他威脅性較低的步驟。當你按照第一項建議：為手邊每項計畫條列各自的待辦事項清單，便能按照目前的心情和專注力，輕易從計畫中挑出可行的步驟。

▎十六、空出一天

空出一天是我最愛的策略之一。如果你已經逃避某個任務一陣子，而它偏偏非常重要，試著空出整整一天時間。和自己商量一下，只要完成這件延誤多時的任務，今天剩下的時間隨便自己支配。請注意，我並不是要你花十小時觀看網飛（Netflix）的節目。你可以這麼做，但也可以從事有生產力的工作，或是處理私事，到了放鬆階段，再去進行這些款待自己的項目。

當你持續拖延非常重要的事項時，推薦你運用這項策略。比如說，你老早就打算買一份健康保險，現在就開始進行吧。

十七、導正扭曲的觀念，以克服焦慮引發的逃避

　　當一個人預期行動將產生負面結果，十有八九會觸發逃避心理。不妨假設昨天的工作很難應付，進度很不理想，沒有一件事是容易的。即使今天接續昨天未完的部份，也不代表今天的結果還是一樣。如果你能察覺自己落入這樣的窠臼：「這會很難搞」或是「這一定難到爆」，試著想一想，你可能搞錯了。

　　心裡想著「每件事都得做」或是「**現在**就把每件事做完」，這類認知偏差將導致排山倒海的負面情緒。人很容易高估自己一天能完成的工作量，卻低估小量而定期的工作和努力其實可以聚沙成塔。正如作家克里斯 · 古利博所說：「我們高估自己一天的產量，但低估一年的產量。」

　　以下是執行需要創造力的計畫另一種常見情形。你正在進行一項計畫，覺得自己做得不錯。然而，當你暫離工作，一陣焦慮慢慢爬上來，你忽然覺得自己做得糟透了。等到你再度開始工作，又驚又喜地發現，自己做得又多又好，或者進度比印象中超前許多。不過，一旦你低估完成部分的品質或分量，很有可能會不想接下去做。

　　不管你的思考模式會不會觸發逃避，你都要充分了解它，以便它出現時有所警覺。接下來，你可以學習提醒

自己，不要完全相信這些念頭。

　　我在第一本著作《與焦慮和解》當中，詳細探討許多思考模式，包括焦慮引發的逃避，需要的話可逕行參考。

十八、儘可能釐清自己是否在逃避

　　以下三種情形看似逃避，但其實可以從不同角度看待：

　　有個概念明顯到滑稽的地步，但它偏偏是事實：逃避是在開始工作之前就先停頓，而休息卻是在工作之後才發生。你可能會誤認某些行為代表逃避，因為你不明白長時間休息對一些任務的重要性。舉例來說，有時候暫停一項計畫數週（甚至數月），可以讓你在重啟計畫時以全新角度和觀點看待它。即使你認為暫停兩天就夠了，但就某些計畫來看，事實並非如此。允許自己長時間暫停，可以幫助你克服逃避，因為你暫時不進行，不需要再反覆想著它。也許你需要一段長期空檔，以便帶著全新願景回來。

　　當人們謹慎考量其他各種事項的優先順序時，有時候會覺得自己是在藉故逃避。

　　或是你覺得自己在逃避，但正確說法應該是：你根

本不想做正在逃避的這件事。不妨假設你的事業相當成功，其他人一再對你說，你輕輕鬆鬆就能擴展生意，或者增加業績之類的，但你就是不想去做。同樣的，也許你一直在逃避上健身房，其實是因為你壓根就討厭那種地方，那你又何必勉強自己呢？認清「你就是不想從事某個活動」的事實，能帶給你無窮力量。

當你不再為自己的選擇感到愧疚，便能騰出心靈空間，一舉扳倒你亟欲矯正的逃避習性。我自己有個最有力的決定：我永遠永遠不要嘗試登上雜誌封面。每當我看到雜誌封面出現裸露的身軀，想到這個決定，不禁面露微笑。我對自己說：「這種事我絕對不幹。」

▍十九、想像（可能）完工後的美好心情

想像自己完工後多麼輕鬆快樂，在某些情況下能為你帶來強大的動力。然而，這個方法可能有效，也可能適得其反。有些研究證實，當人想像成功的情景時，工作成果反而會減少。想像成功讓你對尚未完成的工作信心大增。想知道這個策略對你有益或者有害，唯一的辦法是實驗一次，視成果而定。我發現，想像我終於完成一件原本逃避的工作，正在享受放鬆的夜晚時光，對我來說有助益。我唯有在逃避一天份的工作量時，才會運用這項策

略。我還會比較逃避和完工截然不同的心境，告訴自己完工後會多麼輕鬆自在。

▎二十、經常運用對你已經奏效的策略（也可考慮用在 其他情況）

試著追蹤一、兩週看看。當某件事自然而然助你擺脫逃避，請將它記錄下來。例如，有人對你發表特定形態的評論，振奮你的心情，你終於有能力投入原本逃避的活動。你要將對方的評論一字一句記錄下來，並融入自我對話中。

這樣的追蹤可以幫助你領悟幾個重點：或許有些策略和技巧你已自然而然地開始運用，或者你有一些社會資源可助你擺脫拖延。比如說，你可能會發現，當你覺得自己正在逃避某事，你會和配偶討論該採取哪些步驟。

在多數情況下，充分運用既有策略比展開全新策略容易多了。既然你已幾乎讀完本節各項建議，應該輕輕鬆鬆就能找出自己拿手的那些策略，不妨多多運用它們。

你應該研究研究，在某個領域成功運用的策略，該如何運用在其他領域。比方說，你的有效工作策略也可以用來避免一些私人財務狀況。

二十一、尋求單純的陪伴

單純的陪伴意指當你開始進行原本逃避的事項，比如清理車庫或外出辦事，這時找一個人來陪你。對方不需要幫任何忙，只要陪著你就夠了。

不妨嘗試「對抗逃避方案」

每個人都有自己的地雷區，也往往會逃避和拖延與地雷區相關的事項。不妨假設你很怕接觸科技，當你不知道如何在某個設備上使用某個功能，或者工作上需要用到不熟悉的科技知識，這時你很快會面臨挫敗感。你要不立刻搬救兵，要不就把待辦事項打入「太難冷宮」並盼望奇蹟出現。

談到科技地雷，這方面通常有一個狀況：你很可能有「不知道自己哪邊不懂」的問題。你不知道有哪些科技其實很容易運用，它們還能大幅改善你的相關經驗。舉個例子，為你的筆記型電腦網頁瀏覽器安裝攔截廣告程式很可能出奇簡單，而且效果非常令人滿意，只不過你不知道而已。

對於你所逃避的領域，找一個精通它的行家，讓對方為你設計一連串有意義的行動，帶你領略箇中奧妙。比方說，由對方帶著你逐一了解手機「設定」清單裡每個功能，或是一同上 YouTube，為你的某個科技問題尋求解答。

一旦你蒐集到一連串值得進行的事項，請以零到十分為每一項評定難度。接下來，從最簡單的開始，直到完成最難的部分。

有很多選擇可以納入對抗逃避方案，主要取決於你正在逃避哪些事。好比你可以請一位自信滿滿（但不至於囂張討厭）的朋友、同事或家人推薦一項需要信心的行為，像是打電話向某個廠商提出免費要求，或者對餐廳提出特別要求。

有些領域你可以自己設計對抗逃避方案，舉例來說，如果你對於表達熱烈情感和正面想法總忍不住想要逃避，可以自行設計解決方案，嘗試表達愛、欣賞、尊重、感激和快樂。表達情感時，可以透過口語、文字和肢體動作。

　　如果你習慣堆東西，可以設計丟東西的方案。那些很難找而且明顯該扔掉的東西，往往就是你首先要清掉的，就從它們開始著手。其他可能牽涉逃避的領域還有金錢、授權和決定事情的優先順序。如果你逃避放鬆，甚至可以設計一份找樂子方案。正如上面各種例子，你可以從最簡單的開始，逐漸增加難度。

試試看

　　如果逃避對你來說是個大問題，也許該回頭檢視你的解決對策清單，為每一項對策寫下專屬的應用範例。撰寫時，關鍵詞是「可以」，意指你不一定非執行不可，重點是要腦力激盪、把範例融入生活，並進入改變的思考期。[4] 這個步驟需要一些時間。對許多人來說，自毀行為中危害最大的就是逃避。若你本人便是如此，可以集中火力專攻本章。

---

4 心理學家認為，人類改變習慣或行為會經歷五個階段：一、思考前期；
　二、思考期；三、準備期；四、行動期；五、維持期。

依然覺得自己辦不到？

當你讀完整章，依然覺得困難重重，或許你正陷入某種形態的低潮，如果第四章（探討快樂與自我照顧）對你來說同樣很難，那就毋庸置疑了。逃避重要責任與失樂症（缺乏感受快樂的能力）都是抑鬱的徵兆。當你有嚴重臨床問題，在無人指導的情況下，獨自展開自助行為，其實也是一種自毀。如果你覺得自己可能有抑鬱的狀況，最好的選擇或許是尋求治療。你依然可以將自助方案（包括本書）融入治療，重要的是要先尋求專業治療，在醫師指導下進行。

準備進入下一章

進入下一章前，試著回答下列問題。

☐ 目前你的克服逃避策略清單上，頭號策略是什麼？本章推薦的策略當中，有哪一項你已經可以得心應手地運用？

☐ 本章推薦的各項策略，哪一項你最有興趣嘗試？

☐ 請舉出一到三個你逃避的領域。

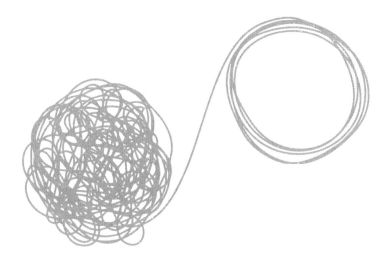

第三部

思考盲點

第七章

找出思維偏差（一）

　　人的思考存在大量陷阱，往往一不小心就陷進去。接下來，我們將在七、八兩章深入探討導致人們失敗的關鍵思考模式。大多數人多多少少有這種偏差，其影響擴及生活各層面。你不可能永遠免疫，因此，我要教你學會及時領悟自己正陷入思考誤區，以及視需要狀況重整思考模式。

看似不重要的決定

　　有一種思考模式稱為「表面上無關的決定」，它幾乎符合自毀的定義。這個術語涉及那些表面看來無害卻導致行為偏差的選擇。不妨看看幾種常見例子。儘管這個術語名為「表面上無關的決定」，當你仔細檢視，便會發現這些決定顯然大有關係。我個人比較喜歡的說法是「看似不重要的決定」，我將在本章以此稱呼這個概念。如果你

不接受這個說法，也可以用另一種稱呼，只要能牢牢記住觀念就行了。

為了闡明這個概念，以下是幾個常見例子：

- 你習慣拖延，導致人際關係發生衝突。你需要去一個很重要的地方，但出門前總想「再做一件事就好」，因此一定會延誤。你決定要多做一件事，哪怕你明明知道這會造成問題。
- 你正在進行重要計畫，然而，你非但不專心，反而開始另一項計畫，即使你深知投入新計畫將壓縮原本計畫的執行時間，還會降低成功機率。
- 你正在減少開支，卻決定研究黑色星期五的大拍賣，反正你覺得「只是看看而已」。或是你訂閱電子報或下載應用程式，以便提醒你某家商店何時舉行拍賣活動。
- 你正嘗試少跟伴侶鬥嘴，卻不經意和對方聊起明知會發生衝突的話題，而且你根本沒有談這件事的必要。
- 你用來保持良好習慣的某個設備壞了。你心中不斷掙扎，無法決定要買同款還是換另一款，於是你遲遲沒有添購新設備，就此中斷原來的好習慣。

- 你心裡想：我看一下電子郵件就好，然後馬上開始進行重要工作。人有各種「我做一下就好」的念頭，根據經驗，接下來整天時間都會被所謂的「一下就好」佔用。比如說，你週末休假時還查看工作上的電子郵件，最後花了幾個小時處理工作問題。
- 你購買垃圾食物，不是立刻要吃，雖然你不需要它，還是要在家裡擺這種東西。
- 你把藥擺進櫃子裡，沒有擺在每天早上都看得到的地方，因此不打開櫃子就看不到，很容易忘記。

試試看

想要了解這些看似不重要的決定，必須釐清哪些選擇會改變你採取其他行動的機率。這聽來像是一種高深的技術，但只要找出頭緒，其實並不難。請想一想，你的行動導致不受歡迎的行為更常出現，還是受歡迎的行為更少出現？

你可以用下列幾個問題問問自己，以便了解哪些決定會影響你的後續行為、壓力指數及結果。試著將和自己有關的例子劃出簡易流程表。

- 什麼行為會影響你的心情，進而左右你的抉擇？例

如：晚上收看政論節目→它讓你覺得沮喪→你每次感到沮喪時，就不想上床睡覺，因此你會熬到很晚，隔天累慘。

- 什麼原因造成你的工作延後，以致無法午休，或者很晚才能回家？比如說，你可能已經發現，當你在下班前半小時開始進行新工作，會有一半的機率晚回家。

- 另一方面，哪些行為能提升你保持在正軌上的機率？（這一點我們已在第四章簡短討論過，當你忙碌而壓力大時，往往會忽略自我照顧。）

- 哪一種行為有微妙的影響力，決定你會充滿壓力或是心情平靜？有個行為對我有重大影響，那就是為手機充電。如果我讓它充滿電，需要時就能立刻派上用場。如果我總想著等一下再充電，但一直沒有做，接著就會面臨壓力。

- 哪個看似不重要的決定會消耗你的時間？好比你請大家寄電子郵件給你，到頭來你就需要抽空處理這些信件。

- 什麼事你沒有立刻去做，之後再做就需要耗費很多時間？舉例來說，有些東西你若沒有馬上清理，之後就會黏答答地非常難洗。

- 你早上做的第一件事，對你的整天表現有什麼影響？
- 有哪一個微不足道的行為對後續行為產生重大影響？比方說，我寫作期間若是關掉檔案（微不足道的行為），當天就不可能再把它打開來寫（重大影響）。我若只想短暫午休，不打算結束今天的工作，那麼一定要開著檔案。這乍聽之下不算什麼，對我的產量卻有非常重大的影響。現在就開始尋找對你有深遠影響的小決定吧。

某些看似不重要的決定不一定會令你脫離正軌，但會增加脫離機率。舉例來說，當我嘗試悄悄回房拿東西，就會有百分之二十左右的機率吵醒寶寶。然而，我總覺得有高達百分之八十的成功機率，因此很容易「鋌而走險」，輕忽了自毀模式可能帶來的影響。你有哪一種行為偶爾才會令你脫離正軌，但還是不容小覷？

解決辦法

1. 釐清自己的行為模式，找出解決之道。例如，如果你每次出門前習慣忙東忙西，耽誤出門時間，不妨在規劃時多給自己十五分鐘，把這當作安排出門時

間的基本原則。

2. 一旦你認清自己做了看似不重要的決定，請立刻準備回頭。比如說，如果你已有兩天投入不該進行的計畫，現在就停下來，重新聚焦於最重要的目標。

3. 有些決定很容易導致不那麼好的結果，或者是會使好的結果變得很難達成，請留心這些看似不重要的決定。比如說，你把一個運動器材挪到別的房間去，沒有擺在明顯之處，很容易忘記它的存在。

4. 嘗試維持一段時間的承諾。舉個例子，如果你和配偶常為了政治起爭執，不妨在兩週內禁止自己碰觸這個議題。你甚至不需要和配偶提到這個禁令，只要自己決定並遵守規則就行了。如果配偶或其他人談到政治，你可以盡快且巧妙地轉移話題。

5. 擬定備案以應付不時之需。舉例來說，當你舉辦派對時，習慣把剩菜全部吃光，這時你可以擬定 A 計畫，將剩菜分送一些給客人。萬一他們拒絕呢？這時你的 B 計畫是什麼？

不妨想一想，看似不重要的決定會帶來失敗或是成功，視情況採取更容易而且更有正面效益的行動。比如說，某些夜晚你準時就寢，獲得充足睡眠，那天你在傍晚

五點、晚上七點和九點各做了哪些事？這些先前的行為如何提高你早早就寢的機率？仔細思考後，你可能會發現自己遵循這套模式：如果你能在七點鐘替孩子洗澡，你自己準時就寢的機率就會高達百分之八十。接下來，你可以再往更早以前推算，為了讓孩子準時在七點鐘洗澡，又該達到何種條件。

了解思維的細微層面如何成為前進的動力，又是如何阻撓你。舉例說明，當我撰寫文章，如果我這樣想：「這些是不是我針對這個主題最想要表達的意見？」比起另一個想法：「希望編輯會喜歡我這樣寫。」更有可能幫助我寫出好的作品。後者只會令我感到焦慮。請視情況選擇對你最有幫助的想法。

那些「應該」、「一定」、「永遠」和「絕不」造成的問題

認知行為療法創始人阿爾伯特・艾利斯（Albert Ellis）於一九五〇年代發現，因自訂規則導致的拖延和／或壓力往往與「應該」、「一定」、「永遠」及「絕不」等字眼有關。如果你習慣承擔過多責任，並／或有非常高

的標準，你很可能會被這個模式困住。以下舉例說明：

- 我一定要永遠比組員更賣力進行團隊計畫。
- 任何嘗試我一定要從一開始就得心應手。
- 我絕對不能犯錯。
- 無論如何，我一定要實現所有承諾。

這些信念以災難互相連結，因為當你抱持這種心態，一旦出錯就是一場災難。

即使這些只是藏在潛意識中，仍會透過行為表現出來。如果你認為做人就該信守承諾，一定要百分之百完成托付，辜負他人無異於個人的重大失敗，那麼你可能有個絕對奉行的原則：**一定**要兌現所有承諾。

嚴格的原則有個問題：表面上，它看起來似乎是合乎心意的高標準。如果你給自己訂的原則太遙不可及，你可能會開始逃避某些活動，因為要符合自己的標準實在太難。比如說，你原本想要舉辦派對，但你有個原則：「要是我辦派對，一定要讓大家覺得，這是今年參加過最棒的派對。」或是「我一定要把食譜上面每道菜都做出來，絕對不要請客人自己帶吃的。」當你心中出現這些崇高的自我期許，這場派對的隆重程度將令你不堪負荷，於是你決

定放棄，也就失去一次舉辦派對的經驗。

那些「應該」、「一定」、「永遠」及「絕不」都是思考偏差，沮喪或焦慮的人往往都有相關經驗。一個人處在這種情況下，思考變得僵化，形成惡性循環：當你的思考模式僵硬或者苛求完美，你的心理健康將更容易出現問題，而且僵硬或苛求完美的情形會愈來愈嚴重。

這類思考模式還有不同版本：他人的行為應該要永遠恰當，永遠按照你的意思去做，事情也應該永遠按照你的希望進行。比方說，你認為當你想要變換車道，別人就**應該**讓你插隊，他們道義上本該如此。這種思考模式會造成不必要的壓力，因為它把自身的權利無限上綱，很難容忍挫折。習慣責怪他人且推卸責任的人，更可能出現這類應該／一定的思考模式。

解決辦法

試著將「應該」和「一定」換成「可以」或「寧可」，像是：「如果我舉辦派對，我**可以**烹調食譜當中所有菜色。」或是「我**寧可**信守承諾，也不要重新安排或者造成他人不便。」稍微改變用詞，就能為你的思考增加一點彈性。這個小小的調整會幫助你認清，表面看來牢不可破的原則，或許還是有一些例外和細微差異。

試試看

寫下幾個包含「應該」、「一定」、「永遠」或「絕不」的句子，並以「可以」或「寧可」取代頭兩個，再以較為柔和的字眼取代後兩個，或者乾脆將後兩個刪除。沒有準確的公式，只要你把句子修改得更有彈性就行了。與其這樣說：「我一定要永遠比組員更努力工作。」不如改口：「我**可以**更努力工作。」

如果很難想到生活中的例子，不妨做些假設，如此將能增進你對這些觀念的了解。記住，如果我的建議對目前的你來說太難，請修改到你認為可行的程度再執行。

合理化、找藉口與責怪

第二章曾提到，有些人習於承擔過多責任，其他人則頑固地責怪別人或環境，將自己規避困難或討厭事物的行為合理化。事實上，多數時候承擔過多責任的人，有時候也會合理化自己的行為，或者找藉口，或者責怪他人。

不妨看看一些具體例子，我在每個例子後面以括號帶入它的通則。如果你對這個主題很感興趣，請參考葛瑞琴·魯賓（Gretchen Rubin）的「找出小缺陷」（loophole spotting）系列。

我不能＿＿＿＿＿＿＿＿因為＿＿＿＿＿＿＿＿

範例：

- 我這週不能運動，因為工作的截止期限要到了。或是，我今天下班後不能散步，因為家裡來了要過夜的客人。（我不能做這事，因為那原因。兩者其實沒有關連。）
- 我不知道該怎麼設定花圃灑水器的時間，對我來說太難了，我要找人來幫忙。（我不擅長做某事。）
- 辦公室若出現生日蛋糕，我就忍不住要大吃特吃，我抗拒不了免費食物的誘惑。（我沒有自制力。）
- 我今天不能做有用的工作，因為我已經花了四十分鐘打電話問問題，現在我很累，心情很差。（責怪環境和心情。）
- 我不能分擔家務，因為配偶太挑剔，一直挑我毛病。（責怪他人。）
- 我晚上不能上課，因為小孩希望我在家。（責怪他人，但不會因此感到生氣或不便。）

我可以＿＿＿＿＿＿＿＿因為＿＿＿＿＿＿＿＿

範例：

- 我可以多花錢，因為配偶上週剛花了很多錢買東西。（責怪他人。）
- 我可以大吃大喝，因為我懷孕了。（責怪身體狀況。）
- 我可以做某事，因為我壓力很大，這是我應得的。（責怪環境和心情。）
- 我需要為孩子準備冰淇淋，我不能害他們失去冰淇淋。（責怪他人，但不會因此感到生氣或不便。）

解決辦法

大多數人都需要混合與搭配以下兩個選項，現在就來看看你有什麼想法。

選項一：人很難將正當理由和不正當理由劃分清楚，到底哪些辯解是合理的？在何種情況下，責怪他人或環境才符合事實？如果有人說自己因長時間通勤，下班回家後累得無法運動，這難道不是事實嗎？

以下是我針對這一點提供的建議。如果你習慣找藉口，有問題的是這個習慣，不要管有些藉口和理由聽起來多麼正當。這是一個超強的基本觀念。舉例說明，你心想：「我沒有做某事，因為配偶沒有提醒我。」這個藉口

是否正當？在特定情況下，它也許正當，也許不正當。但在此策略中，正不正當根本不重要。你可以這樣問自己：「這種想法會不會傷害我？會不會傷害我和配偶的關係？它對我的行為有何影響？」試著把重點放在想法是否有助益，而非它是否正當。將思考模式調整到對你有幫助的角度，更貼切的說法就是採取對自己有益的行為。

有助益的思考模式就是對自己超級友善，並在認清情緒和欲望的前提下，期待自己能做出最好決定。比如說，你想減掉最近增加的體重，卻發現自己這樣想：「我今天可以犒賞自己一下，因為某某（伴侶／配偶的名字）昨天買了甜甜圈。」問問自己，這個想法對你有沒有幫助，而不是計較它正不正當。不妨換一種方式和自己對話：「我可以犒賞自己，看到別人放縱時，我因為羨慕而想要仿效一番，這是可以理解的。我當然有資格享受，但是關於這件事，我已經有了選擇。」

想要找到有效的自我對話方式並不簡單，這牽涉到科學和藝術層面。研究證實，自憐對於促進好的決定有正面效益。就藝術層面來說，這種自我對話融合自憐和自我承擔，給你一種可靠又有意義的感覺。請多方面嘗試，看看哪一種自我對話能引導你做出最好的選擇。

選項二：在某些情況下，你可以測試某個想法。例如你心想：「工作做不完了，因為今天一直被干擾，我現在心情很不好。」我可以理解這種想法，但當我以為懶散或暴躁會阻礙我發揮創意或專注工作時，往往在一天結束後，我很訝異自己的產量如此豐富。我可能需要多花十五分鐘左右，讓自己步上正軌，只是比預料中的擺爛多花這麼一點時間而已。只要我坐在電腦前，開始工作，就能夠步入（或回復）正軌。當你測試某個想法，表現出乎意料地好，請允許自己享受一下這份驚喜。不要抱持太大期望，儘量把想法表現出來，看看情況會如何。

　　當你覺得今天累得沒有力氣運動，不妨沿著街區散步，看看會有什麼結果。如果開始步行就能激勵你，你一定可以走得更遠。就算沒能激勵你，大不了立刻回家倒在沙發上。總之你已經測試過這個想法，在太累的時候，你確實辦不到。因為懷孕而大吃大喝的例子也很值得測試。你可以試著多吃一點點（不要吃很多），看看結果如何。如果你吃了兩份墨西哥捲餅，一小時後又餓了，或許你今天需要吃第三份。

試試看

挑一種前文提到的策略，寫下你如何用它來解決反覆合理化的事情。

沒發現所有可行的選擇

我們往往低估身邊許多可利用的機會。對於選擇，至少要有三個層面的想法：

1. 你最近／以前的選擇。
2. 你對自己個性的看法。
3. 周遭親友的選擇（也就是身邊或親近之人平常會做的選擇）。

以下逐一檢視這三個層面。

你的新選擇與舊選擇密切相關：如果你是 iPhone 用戶，手機需要更換，你通常會直接買新 iPhone，這個處理方式省去不必要的決定。然而，許多時候，我們過度執著於以前做過的決定。我們可能高估改變選擇的難度，或者低估甚至完全沒有發現改變選擇的好處。第十三章的自毀主題與金錢有關，我們將檢視損失規避和光環效應等偏差

如何導致行為因循舊習。

你的自我認同限制了選擇：你或許絕對不會考慮採取與本性不符的行為，或者你可能會將它暫時列入考慮，但很快決定放棄。比如說，你或許會想：

- 我是個有禮貌的人，不能發脾氣。
- 我是個隨和的人，不可能直接提出要求。
- 我是個謙虛的人，不能主動提起我的成就。
- 我是個可靠／誠實的人，在這種情況下，不可能靠社交手腕達到目的。
- 我是個感情豐富的人，不能用冷漠客觀的態度面對這個問題。

不管你的個性有哪些特質，我們或多或少都會被自我認同限制選擇。當我們固守某個自我認同的特質，除了行為本身缺乏彈性，其結果也會受到破壞。當你對自己的看法不設限，並容許些微差異，行為就會比較具有彈性，看起來也不會不真實。

每一個新情況都提供一次機會，讓我們以想要的個性特質面對這個情況。在理想的情形下，你會選擇用最有幫助的特質來面對每種情況。然而，我們往往想也不想就

偏離了軌道。舉例來說，你是一個面面俱到的人，平常都能充分發揮這個特質。然而，你發現自己打掃時無法面面俱到，因而規避打掃，這令你很困擾。此時不妨想想：你的個性當中，有哪個特質能把事情處理得恰到好處？如何用它來幫助你完成打掃？

他人的影響：行為會受他人影響。舉例來說，某個女人若是懷孕生子，幾年後她的兄弟姊妹很可能也會生下第一胎。從演化的觀點來看很合理，畢竟現在有了經驗豐富的老手可以指導新手父母。

對於自己有多少選項，我們的看法可能會受限於身邊人所做的選擇，但也有可能反而擴展了視野。在某些情況下，如果不知道有人有過相關經驗，我們或許根本看不出自己有多少選項。比方說，最近一位女性友人對我說起旅行計畫，她打算獨自去印度旅行兩星期（為了找樂子），不帶小孩和丈夫。我還記得自己當時心想：「哇，身為母親，我根本不會考慮獨自出國度假。」

解決辦法

你的個性有沒有比自己認為的更具有差異性？試仿照前文打掃的例子，找出一個你最近出現自毀行為的生活層面。在你的個性當中，有哪個潛在部分可以代替它，以

便新行為真實可靠？你是否有過用替代方案並獲取成功的經驗？這個過去的經驗或許和目前遭遇的問題分屬不同生活層面。

有時候，我們只是需要一個典範，為我們展示有多少可能性。是否社交圈中有人曾有相關經驗，你就會覺得做決定的能力獲得提升？例如下列情況：

- 不把孩子送去托兒所，而是聘請留學生以打工換宿的方式照顧小孩。
- 延長陪產假。
- 一邊在國外旅行，一邊和某間公司遠端合作，工作時間配合公司早上九點至下午五點的營業時間。
- 提前（很早）退休。
- 收養孩子。
- 搬去人生地不熟的地方，比如別的縣市或國外。
- 老妻少夫或女大男小的穩定感情。
- 管理民意代表競選辦事處。

你如何與已有相關經驗的人連結，或者成為他人的榜樣？對於個性內向的人來說，可以透過訪問來與他人連結。

想一想，如何透過你的工作、嗜好和興趣與想法有

趣的人互動，他們的觀點說不定和你的思考模式完全不同。我是一個循規蹈矩又感情豐富／敏感的人，思考格局往往偏小。因此，我發現，只要身邊有更善於分析、更坦率、思考格局偏大，而且比較不在乎規定的人，就能給我很多幫助。我喜歡這些人透過自身經驗暗中推動我效法他們的長處。「某某某會怎麼想這件事？」這種想法幫助我超越自身的思考模式。

試試看

善於啟發人心的吉姆 · 羅恩（Jim Rohn）有句名言廣為流傳：「你是最常接觸的那五個人的平均值。」暫且不談這句話多麼真實，**先假設它是真的**，從這個有趣的思考實驗可以看出你是怎樣的一個人。你最常接觸的是哪五個人？這些人如何影響你的思考和行動？尤其是對於自己掌握了哪些機會，你的看法又是如何受到他們影響？

混淆因果

在自毀行為中，有大量循環鏈、自我實現預見，以及先有雞還是先有蛋之類的問題，很難釐清究竟何者為因，何者為果。

人們往往將下列想法、感覺或情境視為因，而將行為視為果：

- 等我想到好點子，我就會開始進行。
- 等我的焦慮感消退一些，我會採取更多行動。
- 等我覺得更有把握，我會採取更多行動。
- 等我精力更充沛，我會採取更多行動。
- 等我覺得自己和伴侶（情人）關係更親密時，我會表達更多愛意（我們將在第九章探討這個循環）。
- 等我更有信心，我會多加運用才能為他人服務。
- 等我覺得自己的體態變得更好，我會開始培養更需要活動力的嗜好。
- 等我有更多時間，我會增加休息次數。

翻轉這些敘述，把它們倒過來想，對你大有幫助。舉個例子，當我採取更多行動，我覺得更有把握。當我提供更多才能為他人服務，我覺得更有信心。我自己便發現，當我增加休息次數，反而覺得時間更多。如果我工作過度，日子就會在模糊中迅速溜走，時常休息反而讓我感到時間慢了下來。

當然，因果之間的界線往往很難區分。然而，由於行為比想法和感覺更容易直接控制，不妨把行為當成因，

想法和感覺當成果，這樣一來對你的幫助更大。

當你等待某件事發生才要採取行動，試著翻轉想法。比如說，你原先預定「等我有了更多經驗，我的思考格局會更大。」可以翻轉為「當我的思考格局更大，我就能獲得更多經驗。」當你放大格局，看待事物的方式不同，或許就能迅速獲得寶貴經驗，不需要冒著走下坡的高度風險。

翻轉想法不一定會引導你走上對的路，但它將挑戰你的思考，幫助你從另一個角度認清情勢。

就人際關係來看，我們往往認為自己的行為源自對他人的反應，一定要等到他人改變後，我們才願意改變自己。這種想法很容易造成僵局，使得人際關係出現不必要的緊張。舉例如下：

- 等到姊姊少跟**我**作對，我就會少跟**她**作對。
- 等到老婆娘家的親戚更願意接受**我**，我就會更願意接受**他們**。

試試看

試著翻轉「我因為這樣才要那樣」的想法，看看能否獲得更有價值的結果。舉例說明，我可以翻轉「我因為

很累才換掉手邊工作」這個觀念，改為「我很累，都是因為我頻繁地變換手邊工作」。雖然前一句話比較符合事實，但後一句話強調的是頻繁變換手邊工作很累人！還有另一個例子，你或許可以把「我因為很懶才會吃太多」翻轉為「我很懶，因為我吃太多」。兩個版本的說法都是部分屬實。如果你因為吃太多而變得邋遢又嗜睡，可能會懶得活動。

準備進入下一章

試著回答下列問題，看看你對本章了解多深。

□ 你的自毀行為中包含哪個看似不重要的決定？

□ 有哪個合理化行為會為你帶來問題？

□ 有什麼事你很想去做，但最近你會這樣想：「我恐怕沒辦法……」？

第八章

找出思維偏差（二）

　　本章將繼續探討導致不良抉擇和／或壓力的偏差思維。上一章我們談到與自我調整有關的扭曲思想，本章則著重於一些更常見的偏差觀念，它們足以影響人們的決策和方向。

證實偏差

　　大腦一旦形成某個想法，它會緊抓著支持結論的證據，你將因此忽略或輕視其他資訊。這種模式稱為**證實偏差**。比方說，當你喜歡一個人，對方明明一再激怒別人或者狂妄自大，你還是會替他們找台階下。相反的，當你不喜歡一個人，你就會嚴厲批判對方的行為。

　　證實偏差還有許多例子，像是：

- 買家很中意某棟房子，儘管仔細檢視後發現它有許

多缺點，依然很難改變既定印象。

- 產品開發者想到一個潛能無限的點子，儘管相關證據顯示情況沒有這麼樂觀（好比類似商品的銷路並不好），他／她依然選擇視而不見。

- 醫生確立了初診判斷，之後便不再考量其他可能病因。

- 科學家（或政治家）忽略或輕視與其他理論不一致的資訊。

- 家長對孩子的個性或最好的教養方式有了定見後，當其他證據出現時，依然拒絕改變原先想法。

一旦我們有了定見，所採取的行為就會助長思考偏差。以下是例子：

- 或許醫生沒有詢問病患是否出現另一種症狀，沒有獲得相關資訊，也就喪失了正確診斷的可能性。

- 科學家致力研究某個理論，可能會和支持相同理論的同事合作並開會討論。

- 一旦家長相信某個特定教養理論，可能會閱讀支持這項理論的書籍和文章，並與相同信念的朋友交流想法。

為了將這類偏差造成的影響降到最低，最重要的是養成一個好習慣：主動尋求不支持自身觀點的證據，以及支持其他觀點的證據。舉例說明，若你擔任選舉辦公室主任，你認為自家候選人將獲得壓倒性勝利，此時應該主動尋找，看看是否有其他跡象顯示結果可能不同。

為了接納各種可能性，要小心過早下定論。對策和程序可以有效預防證實偏差，在工作方面尤其如此。比如說，醫生還沒有蒐集完整病史時，不可妄下診斷。當你投入團隊合作，開會時應該要有一個鼓勵異議的機制。如果你獨自工作，也需要設計一套方法，幫助你將證實偏差的機率降到最低，好比尋求外部意見，找（其他）專家諮詢。

如同上一章所述，多接近那些你認為聰明但想法與你截然不同的人。

與「意見相左」之人接觸，好處是他們自然而然會點明問題，並持有相反看法。樂於發表異議的人相當寶貴，就情緒層面來看，他們或許有時候「很難搞」（讓你的心情受到傷害，或者因缺乏熱忱而令你受挫），但他們會挑戰你的思維，防止你被證實偏差牽著鼻子走。若你的

環境不鼓勵原創思考，這時與意見相左之人接觸可能更為珍貴。當充滿創意的點子受到鼓勵而源源不絕，或許這時異議分子比較派不上用場。

證實偏差有個特性，一旦我們認定某種生活方式最好，便不再採納不同方式當中的好點子。舉例來說，當你對傳統生活方式有成見，或者不贊同另一種生活方式，那麼你不會考慮採納或學習這種生活方式當中的好處。

想一想，具備哪些特質的人會把你逼瘋，其實從某些層面來看，這些特質對你還是有幫助。激怒我們的人事物常常（並非一定）會有值得學習之處。好比我很喜歡一次把事情做完。我寧可每三個月花整天做某件事，也不要每週花一點時間分段進行。後者在我看來沒有效率，但若我不設限，就能認清情勢，明白在某些情況下還是改變策略為妙。

當你抱定某個主意，只是因為你**希望**它是正確的或基於方便，而非因為它有必要正確或對大家都好，請留意這種情況。例如，你認為小孩應該接觸 3C，以便培養科技才能。然而，你這麼想只是因為不願改變使用 3C 的習慣，而且你有時候會當著他們的面使用 3C，難免對他們造成誘惑。遇到這類情形，請認清思維背後的動機，不要

忽略與你的觀點相左的證據。如此一來，將能確保你盡可能在以證據為基礎的前提下做出決定。

試試看

你在生活中扮演不同角色（主管、家長和朋友等等），請站在每個角色的立場來思考，哪些忽略證據的思考模式會造成嚴重問題？你如何設計一套方案，以便激勵你主動尋找和自己意見相左的證據？

人較常分享負面訊息，較少分享正面訊息（至少某些方面如此）

基於演化的設定，我們有提醒別人注意危險的自然傾向。分享負面訊息有利於生存，就演化來看理由充分，而分享正面訊息則不然。告訴別人哪種莓果有毒，比起找出安全可食用的莓果更重要。同樣的，提醒別人某個傢伙不值得信任，比起誇讚某人多麼貼心更重要。人們也會口頭分享負面消息，兼顧自己和他人的利益。這麼做除了讓人自我驗證其經驗確實有效，也可消除心中不公平的感覺。

在現代生活中，這種偏差會造成一種情形：當我們在谷歌搜尋任何知識，往往獲得較多負面訊息。因此，你對現實的認知將出現偏差。如果你有資訊焦慮症，或是習慣在網路上瘋狂搜尋，這可能會令你苦惱和／或癱瘓。當你努力避免做出不好的決定，不管是購買商品或訂新飯店都很困難，因為每個選項似乎都有負評。

在這片扭曲的現實當中，有很多部分可能引發不必要的焦慮。我記得當初懷孕時，對生產感到高度焦慮，因為我在網路上讀到太多負面案例。正在應付慢性疼痛或疾病的人也會受到類似影響，畢竟那些治療順利的病患比較不會整天泡在論壇上訴說自己的經歷。只有掙扎求生與尋求更多解決方案和支持的人，才會積極分享他們的故事。因此，如果你為了解決自己的問題，用谷歌搜尋他人的經驗，很可能讀到一大堆負面訊息。

解決辦法

根據基本比例和客觀資訊做決定。例如，假使你生了病，百分之八十罹患這種病的人都在服用某種藥物，那麼吃藥很可能對你有幫助。

尋找正面故事以平衡負面訊息。比如說，當醫生建議你服某種藥物治療躁鬱症，你有些害怕，這時不妨請醫

生說明其他病患（不需要說出真實姓名）服用此藥後的良好反應。有時候網路上也能找到具有正面價值的故事。我懷孕時瀏覽過一個網站，因臨盆在即而焦慮的孕婦可在此找到有正面生產經驗的人。我並沒有使用這個服務，僅僅知道網站的存在就令我安心。

當你研究網路上的評價和星等時，要釐清評價內容對你來說是否重要。舉例說明，如果有人抱怨一款電腦的鍵盤不會發光，而你本來就不會在黑暗中用電腦，那麼這則評價便與你無關。同樣的，如果某個設備的電池蓄電量很少，但你一直都待在有插座的環境，這對你來說也不會構成問題。

此外，當你瀏覽評價，注意它的數量。舉個例子，如果你正在研究醫生的評價，和他們每月幾百位患者比較起來，區區幾則評價（好或壞）恐怕能提供的訊息非常有限。

當有人對你說八卦消息，不妨問問自己，對方是為了展現淵博的社交知識，或者炫耀在某個團體當中的地位。尤其是當你換新工作，還來不及認識所有同事並留下第一印象，可能會一個不小心就成為辦公室某個小團體的

新成員。

在最近的生活當中，有沒有他人的負面經驗無理地盤據在你的心頭？你該如何扭轉負面訊息，避免它對你的行為或感覺帶來不良影響？

別人如此，不代表自己也會如此

還有一種普遍的思維偏差，也就是我們往往認定自己比別人更理性，這說來實在是諷刺。我們相信自己完全（或者至少一定程度）不受認知偏差的影響，也不會因它而行差踏錯。整體而言，幾乎每個人都認為自己各方面屬於中上程度，尤其是我們看重的那些領域。

當你讀過以下例子，因認清自己的偏差而感到羞愧，要知道這並不代表你不聰明、不好或者不合乎道德規範。當你和其他表現良好的人比較，發現自己有些不足之處，這時反而要多多善待自己。

你的想法：
• 你覺得即使在牽涉衝突或利益的情況下，你依然可

以保持公正客觀的立場。比如說，醫生在醫治家人的時候，或者醫治某位了不起的政治人物，這位大人物提出的法案將牽涉到醫生的個人利益。

- 即使大多數加入健身房會員制的人最後幾乎都不上健身房，你依然會是在合約期限內固定上健身房的少數會員。

- 即使大多數人無法徹底執行某個飲食法，你還是有本事做到，儘管你先前已嘗試過而且並未成功。換句話說，對別人而言，從他們過去的行為就能判定未來會如何，但這個準則對你不一定適用。

- 即使很多人告訴你，照顧兩個孩子比照顧一個孩子的難度超過兩倍，你依然堅信自己不會遇到這種情形。

- 即使很多人告訴你，生產當下往往有很多意外狀況，你還是覺得一切會順利按照計畫進行。你認為其他人不像你完全遵循生產計畫。

- 即使許多父母和祖父母不管孩子真正的資質，總是私心認為他們很有天分、才華，而且與眾不同，但只有你的孩子**確實**比一般小孩可愛。

- 即使大多數人（包括你）不喜歡看別人的度假照片，但是其他人依然會想要花上三十分鐘看你的度

假照片。

- 當你疲勞（或傳簡訊）時依然可以安全駕車，然而其他人沒這種本事。

- 你認為行銷話術花招百出，自己不會和其他人一樣那麼容易上當。舉例說明，即使大多數人的刷卡消費額度總是超出預算，但這種事不會發生在你身上。

- 即使他人簽約或承諾後就懶得更動，但只有你不是這樣。你認為只要試用期結束，你就會終止契約。或是你買了兩個東西，打算退回去一個，最後你一定會做到，而不是兩個都留下來。

- 即使一百個節目都聲稱，個人色彩過度強烈的房子很難成功售出，你依然認為別人會深受**你的**個人風格所吸引。

- 你比一般人更少對別人出現下意識的種族成見。

- 別人往往對和自己相似或很有魅力（比如更聰明或更有愛心）的人給予更為正面的評價，但你不會掉進這個陷阱裡。

|解決辦法|

首先假設別人如此，你亦如此。試著對「自己和其

他人一樣」抱持正面觀感，不要因為自己不特別而失望。和其他人一樣有個大大的好處：前文列舉的思維偏差都經過專家充分研究，當偏差思考對你造成負面影響，你可以採取簡單實用的方法應對。比如說，前文有個例子是試用某個產品，但試用期滿卻忘記取消，這時你可以制定個人策略，規定自己按照實際所需購買，不要買包套產品，以免落入簽約陷阱（這一點將在十三章詳細探討）。

試試看

為了擴大思考範圍，請多找出一個例子，說明你認為自己在某件事上比一般人更不容易落入思考誤區；這個例子要和上面列舉的完全不同，而且要在仔細檢視後，才會發現你其實和一般人一樣，只是自己不願意承認。

如何避免輕忽潛在且嚴重的健康問題

正如人往往認定自己的思考偏差比一般人少，大多數人也相信壞事較少發生在自己身上。舉例來說，你認為和一般人比起來，自己較不可能罹患癌症或心臟病，或者家中遭竊。這種思維偏差具有潛在而可怕的含意，值得我們重視。

我將在本文中提供建議，幫助你確認自己沒有輕忽潛在且嚴重的健康問題。不妨看看人們因思維偏差而延誤求助的例子。

- 人們發現腫瘤、排便習慣改變或輕微出血等症狀時，不是覺得「應該沒事吧」，就是心上閃過一抹恐懼：「要是很嚴重，我快要死了呢？」想法可能會在兩者間搖擺不定。不管是哪一種想法都小看了潛在的危險性，而且「我快死了」之類的小題大作可能導致拖延。請確保自己預想的是介於沒事和快死之間的各種結果。
- 大家常常會想：「我現在沒空應付這件事。」「我手邊事情太多，不能再增加負擔了。」「我現在過得很平順，不希望生活受到干擾。」為了因應這種思考模式，不妨想一想，如果經證實症狀不嚴重，對你的生活並不會造成太大干擾；若它確實嚴重，那麼及早發現就能及早治療，這干擾也挺值得的。
- 人們有時候會想：「要是我花了時間和金錢就醫，到了下週問題卻自動消失，那麼我會很氣。」但從現實面來看，萬一你的問題需要進一步處理，你只不過請一、兩個小時假，而且門診費還有保險支付，這些付出都不算什麼。對於那些絕不容許出錯的完美主義者來說，他們特別容易掉進這類思考誤區中。

誠如前文所述，終日擔憂的人面臨問題時，反而不能擬定具體合理的應對方案，因為一想到此他們就慌亂不知所措。當你發現任何生理變化，具體實用的方案可減輕你的擔憂，有助於你做出更好決定。

解決辦法
- 了解自己身體的正常情況。例如，假使你原本的排便習慣就不規則，比如說便秘和腹瀉交替，這陣子其中一種情形忽然頻繁出現，這就表示排便習慣改變了。同樣的，請先了解你的體重、心律和血壓的正常值。

- 必要時，平日抽空安排一次約診。比如週三早上不需要開會，當你只能在工作時段約診，週三早上就很適合請假。
- 如果你因為某種慢性健康問題而定期就醫（好比每半年拿一次處方藥），利用手機的日曆程式設定提醒，在約診的前一天晚上回想這段期間症狀是否有變化，或者出現了新的症狀，包括任何表面看來無關的情況。寫下你的觀察記錄，就醫時才不會遺漏任何訊息。
- 如果你已出現某種症狀，請記下第一次發現的日期。若症狀斷斷續續，請記下每次出現的日期。人很容易低估或者根本不記得健康問題已出現多久。為了幫助醫療人員做出最好的決定，病患對病史的陳述往往和檢查一樣重要。
- 特別列出就醫時需要告知的可能症狀，比如說最近出現原本沒有的頭痛；沒有感冒卻淋巴腫大；痣的外觀改變；排便習慣改變；或者任何腫瘤、疼痛、出血或滲出不明液體。
- 邀請朋友擔當監督夥伴。和朋友或親近的同事約定，一旦發現任何不尋常症狀，一定會告知對方，並負責監督對方迅速就醫檢查。
- 想像別人也有相同症狀。如果此人是你的伴侶、小孩或最好的朋友，你會希望他們立刻向專業人士求助嗎？如果你有孩子，或許可以思考，如何做他們的榜樣。你希望他們長大成人後，如何處理同樣的問題？
- 在健康良好的情況下就醫檢查，以便解決一些生病時可能沒有時間釐清的問題，好比根據家族病史應該做的健診（像是做大腸鏡篩檢腸癌）。
- 認清這一點：我們往往在壞事發生時低估自己的處理能力。如果就醫後證實你必須接受進一步檢查或治療，你

或許可以從容應付，生活也不會受到太大干擾，你會得到比預料中更多、更有創意的解決方案。

準備進入下一章

□ 列舉本章你想要牢記的一至三項重要訊息。

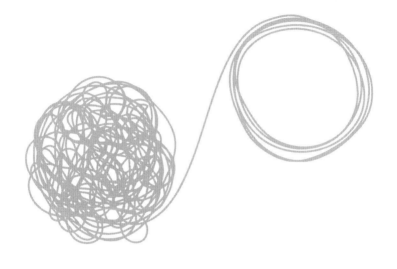

第四部

人際關係

第九章

解決感情中的自毀模式

　　本書的第四部以三章篇幅幫助你減少各種人際關係中的自毀模式。頭兩章著重於感情，最後一章則探討友情和職場人際關係。大量研究證實，我們和他人相處的品質嚴重影響對整體生活的滿意度，至少大多數人如此。因此，人際關係成為本書大規模探討的重點。

　　我在本章提供的策略是針對信守誓約、不會惡言相向，並具有長期關係的情侶或夫婦而設計（而非剛剛開始交往，或者有暴力或其他重大問題的感情關係）。我將助你認清並調整常見的自毀模式，以便你盡可能在感情中獲得最大的快樂。

　　學術界對感情關係的研究遠多於對友情和其他人際關係的研究，因此這類書籍探討最多的也是感情關係。然而，你將會發現，這些原則也能合理地應用在其他人際關係上，諸如兄弟姊妹、朋友、父母、主管、工作夥伴與姻親之間。

首先，從表面上看來，解決感情關係的自毀模式比起處理個人自毀行為更難，畢竟要同時處理雙方的習慣和情緒包袱。然而，這個說法並非百分之百正確。學界曾針對困擾夫婦的自毀模式進行廣泛研究，並有詳實記錄，解決辦法並沒有你預料中那麼複雜。以下就一起來看看簡單明瞭的策略，幫助你防止感情朝負面發展，或者逆轉正面臨問題的感情。

當「減少爭執」對上「增加正面連結」

夫婦若是常起爭執，往往會過度執著於減少爭吵，因而忽略增加正面連結的機會。研究顯示，有一個出奇簡單的公式可以預測一對夫婦會愈來愈快樂或不快樂：為了維繫令人滿意的感情關係，伴侶之間每出現一次負面交流，至少需要額外進行五次正面交流。瀕臨離婚的夫妻其正面與負面交流的比例大約是一比一。

陷入頻繁爭執的夫妻往往忽視了增加正面交流的重要性。或許他們下意識明白正面交流是維繫親密關係的關鍵，但卻不知道該怎麼做才能成功，或者根本沒有意願。另一種類似的情形則是，當一對夫婦終於不再頻繁爭執，往往是因為漸行漸遠，再無任何交集。這種情況也需要增

加彼此的正面交流，以強化連結。

　　比起著眼於減少爭執，增加正面連結更為重要，因為一旦失去正面連結，彼此的精神層面將不再契合。在爭執中若要關心對方，你必須觸發對此人的正面連結感覺。然而，當你對伴侶的正面連結度很低，便無法對他／她產生熱情和愛。如果你只是乾等感情升溫，你們的關係會更為惡化。你不能空等，要去愛這種更愛對方的感覺。**採取行動**就對了。當你率先採取行動，你的想法和感情就會自然而然產生。

　　感情經歷一段很長的時間，或者在漫長壓力下變得疏離，難免讓一對夫婦經歷負面低潮期，只要一個最小的行動，就能改變感情的軌跡，逐漸降溫的關係也會漸漸回溫。一旦彼此有了更多正面連結，你們將會發現爭吵的模式變得更健全了。以下就一起來看看這些轉折的流程表。

　　首先是負面情況逐漸惡化的流程表：

夫婦的正面連結很低。

⬇

雙方不再感到熱情和愛。

⬇

雙方壓抑熱情與愛的行為。

⬇

兩人之間的正面連結弱化並惡化。

⬇

爭執次數增加。

⬇

處理爭執和再度締造連結的精神契合度很低。

⬇

爭執的破壞力變得更大。

接下來是正面情況逐漸增加的流程表：

夫婦雙方正面互動，即使一開始很勉強。

⬇

雙方開始感到更多愛意。

⬇

即使發生爭執，感情依然升溫，
雙方在破壞性行為出現後更努力修補關係。

⬇

增加連結。

當你們再也沒有正面互動的習慣，就算有意願，也很難想出具體辦法。從你對伴侶那少得可憐的善意來看，不管你想怎麼做都很難執行。為了讓你開始行動，不妨來看看一些非常簡單又迅速見效的例子。

試試看：微行動計畫

你將在本節看到增加正面連結的微行動巨幅清單。

許多點子不需要半分鐘就能完成，小小投資卻有大大收益。現在就拿起你的螢光筆，一邊閱讀一邊標記令你感興趣的建議。我照例會提供大量選擇，以便你挑選最吸引你的策略。請將它當作每日必做的實驗，運用幾週時間，一天嘗試一種建議。不需要每個建議都做，但在這個實驗中，請考慮稍微走出你的舒適圈。當你願意為了伴侶跨出舒適圈，將有助於營造親密感情和信任。當你覺得某個建議不吸引你，或者不適合目前的環境，**請記住它的原則**，根據你的情況和喜好去修改。

注意：有些建議或許看起來很老套！記得前面曾提到，看似簡單的主意多麼容易被忽略。複雜而細微的行動不一定會比簡單的行動更有效。我在前文說過，你可以完全照建議去做，也可以拿它當跳板，修改成你自己的版本。

一、用深情的暱稱稱呼伴侶。試試看以前沒有用過的稱呼，或是重新啟用幾乎就要遺忘的舊暱稱，再造愛的旋風。

二、試著走一趟記憶的時光旅行，向對方傾訴最近共同擁有的一段美好回憶。例如：「我真的很喜歡上星期一起在車裡唱歌。」品味正面情感是增進幸福的

有效策略，尤其是當你每天固定沉浸在溫柔和善的心情時。

三、 對伴侶的某位朋友發表正面評價，不需要過度誇張。舉例說明，你可以這樣說：「你和某某朋友好一陣子沒見面時，他／她真的很用心，會主動連絡你。」為什麼這個建議有效？因為它傳達三種含意：

　1. 我了解你的生活。

　2. 我明白你和此人交朋友有什麼收穫。

　3. 我不認為你這輩子的判斷／選擇都是傻的。

四、 伴侶正因某事而感到壓力沉重，請給他／她充滿愛意的評價，以示支持。這將有助於培養同理心。

五、 對伴侶說個小笑話，表現出你很樂於說笑話的樣子。陶醉在說笑話的氛圍與對方的反應中。要看懂一個笑話，還要說得好，必須有幽默感和理解力，這對腦袋是個小小的挑戰，但它會幫助你減輕壓力，打造雙贏的局面。要是自己想不出笑話，可以上谷歌搜尋。

六、 對伴侶從事的工作表示欣賞。當伴侶的工作為雙方帶來益處，而且你很少主動表示感謝，這時請對他／她說聲謝謝。

七、 為伴侶按摩肩膀三十秒。這個建議與新生兒依偎在母親赤裸的胸前有異曲同工之妙。身體接觸尤其是肌膚相親時，可以分泌一種名為催產素的荷爾蒙，增進彼此的連結。

八、 當伴侶出現自我懷疑，對他／她個性當中的某個層面表達讚許。

九、 告訴伴侶，你上回多麼慶幸自己採納了他／她的建議。這是一種容許相互影響的原理（本章後續將詳加探討）。

十、 擁抱伴侶六秒鐘。這會分泌催產素和血清素（自然、舒適，有助連結的化學物質）。專心享受擁抱的感覺。

十一、 當你忙了一整天，和伴侶碰面，第一句話首先報喜。舉例說明：「我今天和某人開會非常順利，比預料的還要好。」研究顯示，分享正面消息與經驗對說者和聽者都有益處，也會強化雙方之間的關係。

十二、 抽空以眼神進行愛的交流，並對彼此微笑。

十三、 對伴侶傾訴你喜歡他／她對你表達愛意的某種方式。（注意：不要搞得像是提出要求或者暗藏抱怨，要說的是伴侶已經做過的行為。）

比如說：

我好愛你稱讚我很會唱歌。

我好愛你喊我 XXX（對方對你的深情暱稱）。

我好愛你抱住我並親我。

十四、一邊深情地望著伴侶，一邊對他／她唱歌。挑一首具有浪漫含意的歌，比方說歌詞訴說著「有你愛我多麼甜蜜」。

十五、對伴侶傾訴你多麼期待即將一起進行的計畫。舉例說明：「我很期待週五晚上一起窩在沙發上。」這是微行動第二條曾提及的心靈時光旅行的變化版。第二條的版本是回憶以前的正面經歷，這個版本則是期待即將到來的活動。

十六、對伴侶遺傳自父母的個性或習慣給予正面評價。好比：「我好愛你的某某特質，看得出來遺傳自你媽。」或是「我好愛你的某某特質，看得出來你是從小在家中培養出來的。」如果伴侶的家庭狀況不適合提到父母，可以用他／她生命中的良師益友代替。

十七、訴說伴侶對你的正面影響，可以是他／她帶你入門的一項興趣或嗜好，或是你的觀念因伴侶而轉變。（這一點也會在後面詳述。）

十八、 告訴伴侶你明知沒有必要，仍對某事感到尷尬。
理論基礎：分享柔性情感和脆弱的一面，讓伴侶有機會在心情上與你親近。

十九、 增加口語以外的正面情感表達。舉例來說，給伴侶一個特別燦爛的笑容，以回應對方貼心或可愛的舉動。用你的肢體語言展現正面情感，可能會強化你對這份情感的體驗，這個策略對施者和受者都有益處。

二十、 當你們討論你反覆遇到的緊張或爭執局面時，對伴侶的某個想法表示認可，要針對你平常不會認可的點。好比：「你說得對，我把事情寫下來比較不會忘記，這是個好點子。」

二十一、對伴侶目前的順境表示支持。比如說：「很高興你的部落格經營得不錯，你這麼成功讓我感到很快樂，你的辛勤努力值得獲取這一切。」如果你的人際關係緊張，這個小祕訣特別重要。在別人順利時表達支持，一般稱為「獲益型支持」（capitalization support），有焦慮傾向的人往往無法做到。

個人專屬方案：如果你不想那麼死板，想走自動自

發路線，可以在一張紙或卡片上寫一項建議，再將所有寫好的建議擺進大碗裡，每天抽一次。如果伴侶願意一起嘗試，可以採取「雙人」模式，每天各自抽一個建議。在你們尚未進行當天的實驗前，不要告訴對方自己抽到哪一項（比方說，可以等到隔天再揭曉）。我已做好一整組二十一項微行動的樣本，想要進行實驗的人可以輕輕鬆鬆列印並裁剪，請進入這個網頁下載：healthymindtoolkit.com/resources。

透過你們的關係進而成為健全成熟的個體

不管是你們之間的感情正穩定發展，或者因正面連結愈來愈少而漸行漸遠，善用本節的建議都將獲得助益。若希望感情圓滿，你必須持續感到自己透過伴侶逐漸成長為健全成熟的個體。但感情路上難免有低潮和缺憾，這種感覺不會無時無刻存在，但應該要多數時候都感受得到。

一段關係剛萌芽時，在感情的滋潤中成長可以說輕而易舉。剛開始和一個人在一起時，我們會接觸到新的興趣和嗜好，彼此的喜好、想法和做事方法融為一體時，自我也會進一步擴展。這方面的成長可能來自於伴侶引介的美食或電視劇、新的朋友圈、對政治議題的不同觀點，或

者更輕鬆／更好的處事方法。新交往的伴侶也會幫助我們發掘以前忽略的長處。例如，你或許不曾發現自己的幽默感這麼有用又討人喜歡，多虧伴侶讓你重新認識自己。這正是感情協助我們提升自尊的方式。

當你已經非常了解伴侶，這種成長的感覺可能會停頓。如果你們的感情陷入停滯，或許需要大力刺激一下，以便再次觸發雙方透過感情成長的感覺。以下是幾點建議。

▌I. 透過深刻而有意義的談心增進彼此的親密

試試看

如果你們是老夫老妻，你或許會認為自己對伴侶已經徹底了解。請試著探索伴侶的思考領域，找出你不曾發掘的想法。進行這個實驗時，不妨試試阿圖・艾隆（Arthur Aron）教授的三十六個問題。艾隆教授是關係心理學之父，根據他的實驗，雙方共同擁有的脆弱可以使彼此快速產生愛意，因此他設計了三十六個問題。問題從最淺的開始，愈往後愈牽涉到私人層面。你可以在《紐約時報》（*The New York Times*）找到這些問題，只要在谷歌搜尋「讓陌生人迅速相愛的三十六個問題」即可。

或者你也可以嘗試更簡單的方法：

1. 你不太了解伴侶對某個主題的看法，或許是政治議題，這時不妨直接提問。挑一個你真的感興趣的主題，並容許自己因伴侶的意見而改變看法。

2. 詢問伴侶兒時情景，比如「跟我說說你小時候放暑假喜歡做什麼。」提問時拿出你最好的判斷力，不要問你覺得可能會引發爭執的問題。

II. 將緊張關係化為一同成長的契機

健康關係包括容許對方影響自己的想法和行動，這是一種信任和尊重。對關係緊張的伴侶來說，要做到這一點並不容易，但你可以試試下列方法。

試試看

伴侶有哪個特質或行為表面上激怒你，其實你暗地裡有些欣賞？比方說，伴侶一向逍遙自在、無拘無束，明明快要遲到，但他／她根本不擔心。如果你總是要焦慮不安地催促伴侶，當你提醒到某個程度時（不要口出惡言），不妨對他／她的無所謂心態表示欣賞。你不需要在各方面力挺伴侶的悠閒態度，還是能夠認可這種特質的正面意義。

針對彼此之間某種緊張的相處模式，詢問伴侶的意見，至少可以先從表面問題開始。舉例說明，如果伴侶總是要你整理環境，乾脆請對方提供一些整理的建議，挑一個伴侶可能會訝異並樂於聽到的問題。這個建議和上個建議對改進關係中比較緊張的層面特別有幫助，好比和姻親的相處。

對於伴侶想要討論但你一直迴避或拒絕的話題，不妨由你主動提起。比方說，伴侶最近不斷提到要不要再生一個**寶寶**，你可以說：「你說得對，這件事需要商量，要不要今晚散步時談一談？」不需要非達到共識不可，至少要讓伴侶覺得你願意傾聽，這場談話將會拉近彼此的距離，或許將來更有可能達成共識。

換位思考：良好關係的全方位工具

我無意將重點擺在減少爭執，而是要介紹一個特別技巧，用它來解決緊張關係，效果幾乎像是魔法一樣神奇。**換位思考**是非常有效（而且簡單）的技巧，適用範圍大得出奇。我們通常**認為**自己已將伴侶的觀點納入考量，事實上，我們根本沒有做到。部分原因是**錯誤共識效應**造

成的，我們誤以為別人對事物的看法和我們一樣。（事實上，老夫老妻反而最不容易做到換位思考或同理心。）

換位思考有助於你合理看待對方的感情和反應，不至於一開始就認定對方很蠢。它也能助你認清自己對某個情況的偏差認知。舉例說明，你用所謂的「應該」檢視伴侶的行為，或者以偏差認知看待對方，像是「伴侶應該吃完晚餐立刻去洗碗，因為我覺得本來就應該這樣。」

當你發現感情出現摩擦，不妨進行短暫的換位思考。比方說，你對伴侶的逃避行為感到挫敗，於是你天天朝對方嘮叨。然而，你從沒想過對方被你嘮叨的感受。或者，你對伴侶和其父母相處的方式感到挫敗，對方始終不樂意告知父母自己做的所有決定，因為父母總是對伴侶的決定出現過度負面反應。你不曾認真設想過，伴侶一直遭到父母否決，要和這樣的人溝通有多麼難。

當你站在伴侶的立場仔細設想，即使你仍試圖影響對方，還是可以自然而然地選擇更有用的行為模式，和／或更接納並理解對方的行為。

試試看

挑一個對方令你挫敗、失望或生氣的行為，以三個步驟進行換位思考。首先，以你的觀點描述整件事。接下

來，以伴侶的觀點描述整件事。最後，以中立的旁觀者立場描述整件事。理想的做法是寫下三個段落，而不只是思考。

以下是換位思考的其他祕訣：

- 檢驗你的換位思考是否正確往往會有幫助。不妨對伴侶說：「這是我站在你的立場設想的情形，我想得對不對？有沒有遺漏？」
- 有些人發現，拉開視覺上的距離有助於保持心理上的距離，因而更容易做到換位思考。不妨想像你正在房間的高處（通常是安裝監視器的牆角）俯瞰令你困擾的整個情況，運用換位思考檢驗你的行動。問問自己：「我也會這樣對待他人嗎？」比如說，也許你下班或出門辦事後回到家，進門時不會對伴侶打招呼，但你對別人不會這樣。
- 換位思考可以立刻解除感情中的緊張或挫敗局面，即使負面情況已經持續一陣子，而且令你非常懊惱，還是能夠立即解決。運用你的情緒（懊惱、挫敗等等）做為提示，嘗試進行換位思考。

本章提供的祕訣適用所有夫婦。我們將在下一章探

討，個人的依附類型對他們的感情模式、強項及弱點有何影響，並解明該如何應付。

準備進入下一章

嘗試以下列問題檢驗你對本章的了解程度。如果你可以輕輕鬆鬆回答它們，這代表你已準備好進入下一章。

☐ 本章提到的諸多正面連結，哪些是你的感情生活中既有的？在本章所提促進關係的正面行為當中，請舉出你和伴侶已在日常生活中進行的三個例子。

☐ 本章提到的正面連結中，有沒有哪一項是你不曾意識到，如今相當重視的？例如，你們習慣詢問彼此的意見，但不曾想過這對你們的感情多麼重要。

☐ 你認為改善關係的首要之務是什麼？伴侶認為改善關係的首要之務又是什麼？

第十章

解明依附類型有助你了解自己、伴侶及他人

　　當你和心愛的人商議事務，用談生意的口吻相當不妥。感情中最重要的往往是情感上的信任，而這層信任會在不知不覺中被雙方的較勁破壞，也就是說，當兩人企圖以「我願意這樣做，除非你先那樣做」的模式相處，就會開始比較誰做得多。世間沒有萬靈丹能讓人達到感情上互相信任，為了找出最適合自己的方式，你必須了解自己和伴侶的**依附類型**，這是本章所要探討的重點。

　　心理治療學家將一個人的依附類型分為安全與幾種不安全形態。不安全形態並不罕見，大約佔一半，這表示在所有情侶和夫婦當中，其中一人甚至雙方有很高機率屬於不安全依附類型。一旦你了解安全與不安全類型如何運作，便能解明自己和他人的行為，也懂得跨越障礙，邁向親密與信任。

　　本章著眼於戀人及夫妻之間的感情。其實大多數人

經營各種人際關係的模式都一樣，下一章我們將解明依附類型如何影響友情和職場的人際關係。

> **重要提醒！**
>
> 雖然不安全依附類型聽來很負面，其實不盡然。一般來說，安全依附者感情生活比較順利，然而，正如樂觀主義者和悲觀主義者（或是外向個性與內向個性）各有優缺點，不安全依附者也有長處，本章將探討安全與不安全類型各自的優缺點。

當你嘗試了解自己和伴侶的依附類型，小心不要落入性別的刻板印象。為了正確了解伴侶，你可能需要忽視女性就是百般索求和男性就是冷淡漠視這類刻板印象。對男人和女人來說，最常見的依附類型是安全的。同樣的，世上還是有很多緊張兮兮的男人以及習慣逃避的女人。

依附類型概要

▌你是哪一種類型？（如果適用，也看一下伴侶的類型）

請閱讀本節敘述，找出自己的依附類型。正如個性特質，每個個體都有一個最主要的類型，但不至於百分之百符合。請找出你最主要的類型，以及其他次要類型。你也可以上網做研究員克里斯 · 弗萊利（Chris Fraley）設計的「依附類型問卷」，網址如下：www.web-research-design.net/cgi-bin/crq/ crq.pl。

根據從嬰兒到成人的長期追蹤研究顯示，人從小到大通常都維持同一種依附類型（但會受到各段感情的影響）。一個小孩會發展何種依附類型，主要受父母教養方式與自身性格影響，此外，父親或母親的本性和孩子本性是否契合也有影響。

由於不安全依附類型相當普遍，不宜妄下「只有可怕的父母才會養出不安全依附類型的孩子」的結論。再說，一對父母的所有孩子當中，往往各自有不同依附類型。或許父母的教養只是稍微不符合孩子情感上的需求（但會隨著時間愈來愈惡化），再加上孩子本身的性格，因而造就出不安全類型。

儘管人一生當中的依附類型有一定程度的一致性，但也不是完全一樣。一個人的模式改變通常都有徵兆，往往和生活中發生的事件相關（這一點將在本章後續詳加探討）。

　　注意：傳統上用安全、焦慮和迴避來描述三種依附類型，然而，焦慮依附或迴避依附不盡然等於一般認知中的焦慮或逃避，只有部分相同。舉例說明，焦慮症患者在感情方面也有可能屬於迴避依附。**當我在本章提及迴避或焦慮等字眼，涉及的是依附類型，並非一般個性。**儘管有點混淆，我仍然運用研究人員普遍使用的概念，在此事先致歉。

1. 安全依附型

　　安全依附者從小的情感需求可能都會得到父母正確及迅速的回應，他們通常會正面看待自己和他人。一般來說，他們相信他人，不會擔心對方提出分手或自己遭到遺棄。他們很自在地依賴他人，也容許他人依賴自己。由於他們在感情中覺得安全，舉凡伴侶的朋友、愛管閒事的姻親，或是伴侶獨自一人投入耗時的興趣等等，對他們來說都不算太大的威脅。

　　安全依附者通常擅於注意伴侶的情緒反應，這代表

他們有能力正確解讀伴侶的情緒，並給予有助益的回應。他們通常可以忍受某些不安全的行為（像是伴侶百般索求或退縮），不至於被嚇壞。

若要說安全依附者有什麼缺點，那就是他們不一定能體會不安全感，因而不明白別人為什麼不能壓下那股不安全感並採取安全可靠的行動。

II. 焦慮依附型

焦慮依附者的特質聽來相當極端。如果你屬於這一類，不至於所有特質都出現在你身上，就算你有當中某些部分，也只會在你覺得不安全時浮現。如果你發現自己或伴侶符合焦慮依附特質，也不要覺得恐慌或受到批判。只要運用本章最後介紹的簡單技巧及策略，本文提及的所有自毀模式就能迎刃而解。事實上，**我自己**就是焦慮依附類型，但我按照本章提供的建議去做，因此沒有遇到重大問題。

焦慮依附者從小在家中常接收到這樣的訊息（或許並不明顯）：他們的情感需求令家人不知所措。父母的回應或許不符合需求，或許根本就誤解他們的情感。焦慮依附寶寶若是獨自與陌生人短暫相處，往往會非常痛苦，等到父親或母親回來，他們會大發雷霆。若是安全依附寶

寶，在相同情況下會安心自在地面對返回的家長。長大成人後，焦慮依附者會在美化配偶和對配偶生氣之間擺盪。他們覺得不安全時，就會變得需索無度，要求很高。他們會陷入預設立場，愈擔心自己的情感需求害別人不知所措，不安全感就愈重，要求也就更多。他們把自己繃得愈緊，他人就愈有可能覺得他們逼人太甚，最後不是決定退縮就是離開。

焦慮依附者的長處是愛意深重，渴望與人緊密連結，並且一心掛念伴侶，就算人不在眼前，也會一直將伴侶放在心上。我們可以用另一個辭彙來描述焦慮依附者，那就是**全心全意**。焦慮依附者的情感豐沛，他們對愛和傷害的感受都很強烈。

儘管愛意非常強烈，焦慮依附者可能會困在自己的愛意裡，因而忽略對伴侶的真實感受。他們只顧自己強烈的感情，沒有注意到伴侶的情緒和反應。這種情形會導致他們的行為反覆無常，心情好時表現得愛心滿滿，心情不好則可能忽視伴侶或者沒有反應。若有人離開他們，他們會急急追趕，但若遇到情投意合的對象，說不定反而把他們嚇跑。如果他們追的不是別人的愛人，對他們來說情感不夠強烈，可能就會覺得無聊。

焦慮依附：自毀行為與思考模式

以下是焦慮依附的自毀模式快速一覽表。

焦慮依附者通常會：

· 遇到壓力時故意找伴侶吵架，而不是透過感情獲取慰藉。

· 對即將到來的分別或是分別後的重逢感到憤怒，比如伴侶預計出差，他們會故意挑起爭端。

· 為了得到回應，尤其是當他們覺得伴侶躲避自己，便會故意踩伴侶的地雷。他們可能會藉由需索無度來測試伴侶的愛與忠誠，伴侶的任何情緒反應都勝過冷漠以對。

· 他們的理智和情感都覺得自己對這段關係付出太多，獲得太少。這是因為他們的感情極為強烈。或許伴侶無法達到他們的高標準，他們便認為對方自私及自我中心。他們強烈的感情沒有獲得回饋時，可能會失望，並認為只要談戀愛就一定會落空。他們一開始可能會美化對方，之後卻又覺得幻想破滅。

· 將各種關係區隔開來。這會讓焦慮依附者覺得自己沒那麼脆弱。他們可能會對特定友人（或父母）談論某些問題，卻不會找伴侶討論。這是一種自我保護機制，避免將所有蛋（依附）放在同一個籃子裡，否則他們會對感情沒有安全感，覺得深受威脅。

· 對話明明已經轉移到中立的議題，卻再度挑起爭端，而不是利用中立的話題來緩和緊張局面。

III. 迴避依附型

在成長過程中形成迴避依附傾向的人，多少都會像小孩一樣只顧滿足自己的情感需求。他們幼時可能常常獨

自玩耍，父母或許工作很忙（基於必要或個人選擇）。他們期待獲得關心，卻往往被拒絕或隨便打發。例如，非異性戀者被家人否定，或是周邊的成人不相信或沒有保護受虐者。大約百分之二十五的人屬於迴避依附，因此並非兒時受到極端對待的人才會出現這種情況，這裡要再次提醒，兒時的性格對於日後產生何種依附具有重要影響力。

迴避依附者的長處是自我依賴，他們不太需要別人照顧。表面上，迴避依附者擅於忍受分離。然而，事實上他們或許不清楚分離對自己造成多大的影響。比方說，一些針對寶寶的研究顯示，迴避依附寶寶看見母親離開房間時沒有太大反應。然而，一旦測量他們的心跳，就會發現和母親分離會引發他們心理上的壓力。

迴避依附者可能不太相信別人有能力安慰他們，或者幫助他們應付情緒。迴避依附者的典型模式是：一旦察覺壓力降臨或者爭吵後需要平撫情緒，他們便會縮進自己的世界。如果伴侶出現焦慮或需索無度的情形，他們的反應通常會非常不好，因為他們無法容忍類似行為。舉個例子，面對焦慮或需索無度的行為，他們或許會惡言相向或嘲笑對方，因為他們覺得受到嚴重侵害。如果彼此都是迴避依附者，看起來就像在黑夜裡交錯而過的船隻，根本不像是關係緊密的團隊。雙方需要解決棘手問題時，兩人都

處於被動，心情也不合一，這樣的感情存在著極大風險。

　　迴避依附者說話有這類傾向：「沒有你我也可以」，或是拿現任伴侶和前任互相比較，惹人不高興，自己卻對這種評論的殺傷力毫無所覺。他們對感情可能抱持極度客觀或實際的看法，像是將感情視為解決性需求或家務需求的方便法門。

　　研究人員有時將迴避依附分為兩種形態，分別是**恐懼型迴避**和**疏離型迴避**。恐懼型迴避依附者對自己的評價不高，可能會避免與人交往。他們往往不相信自己找得到持久的愛情。在一段新戀情中，隨著親密度或承諾逐漸增加，他們一貫的因應之道是狂挑伴侶毛病，為的是結束這段關係，而不是努力解決長期關係中漸增的紛爭。

　　疏離型迴避依附者對自己有高度評價。他們或許談過一段又一段感情，一旦伴侶要求他們許諾，他們便放棄這段關係。疏離型迴避依附者和伴侶分開一段時間，重逢時可能不會展現熱情殷勤的態度。比如說，我曾在機場目睹一個女人帶著幾個小孩，應該是要為孩子的爸爸接機。但是一家人碰面時，做爸爸的只是淡淡打了個招呼，然後獨自拖著行李往前走，家人尾隨在後，他完全沒發現孩子流露出渴望擁抱和親吻的表情。

迴避依附：自毀行為與思考模式

以下是迴避依附的自毀模式快速一覽表。

· 焦慮依附者為了吸引伴侶注意會故意踩對方地雷，而迴避依附者之所以踩對方地雷，是為了逼退對方，以便獲得喘息空間。

· 迴避依附者面臨壓力時往往在感情上出現退縮，而不是運用感情來獲取慰藉。

· 迴避依附者的伴侶覺得受到忽視時，他們自己或許毫不在意，也不會發現伴侶正因此而傷心。比方說，他們傍晚下班回家，進門時會和孩子打招呼，卻對伴侶不理不睬。

· 他們在某些方面與伴侶保持距離，只想要獨自處理情緒，不想讓伴侶完全進入他們的感情世界。當雙方的觀念和感情無法順暢交流時，這種做法就會引起許多誤會。

· 當他們只想獨處時，如果伴侶希望獲得關注，他們可能會憤怒地回應，或者漠視伴侶的需求。

· 他們不讓別人踏進感情世界，這使得他們自己預設立場，事先認定別人對他們的感情不會有任何貢獻。

疏離型迴避依附者往往有自信又有魅力，他們或許偶爾會殷勤回應、表現愛意及關懷備至，但無法長期持續。如果你和這類人談戀愛，或許你愛上的是別的特質，不會是他們的殷勤。比方說，你欣賞對方跳脫框架的思考模式，或者冒險精神，或者敏銳的商業頭腦和宏大的願

景。當關係順利發展時，你或許會以為他們的殷勤回應並非一時興起，而是本性如此。當關係出現裂痕，你或許會發現自己深深覺得他們的冷漠和無情才是本性。然而，更貼切地說，這兩個面向都只是他們的一部分。

各種奧妙的研究顯示，迴避依附者渴望與人連結及親近，即使他們自己不一定認同這種方式。舉例說明，當迴避依附者得知別人接納了他們，並讚揚他們將來必定有成功的人際關係（參加某次研究會聽見的評語），他們就和其他人一樣出現正面積極的感受，自尊也跟著提升。

打造並維持健康依附關係和情感信任

夫婦一方或雙方屬於不安全依附時，如何打造並維持健康依附關係與情感信任？我聽過同事輕率地說，若想要享受最輕鬆愜意的關係，應該挑選具有安全依附的伴侶（和朋友）。這句話某種程度來說正確，但人生不可能事事如意。如果你深愛身邊的人，可以學習欣賞他們的依附類型，發掘他們的長處。人都有自己獨特的個性、包袱和情感偏好。不安全依附者若能在某段感情中找到安全感，潛在的不安全感或許幾乎不會浮上臺面。不安全依附者如能在關係中獲取情感信任，日子一久，原本的類型會漸漸

轉為更安全的依附。

培養習慣，讓迴避依附者不覺得被打擾，焦慮依附者不覺得無依無靠

關係心理學有個概念名為**奇蹟五小時**。根據這個理論，每週只要花五小時就能保持關係正常穩定。這五小時的組成如下：真心誠意地說「我回來了」和「再見」（比如說出門上班和下班回家時）；每天二十分鐘減壓聊天，每天表達愛意及欣賞或感激；以及每週一次以夫妻或情侶身分相處兩小時（例如約會之夜）。

這套公式之所以美好，部分原因是它能協助各種類型的人滿足依附需求。如果你養成習慣，每天花十到二十分鐘進行減壓聊天，既能讓迴避依附者不覺得被過度打擾，也能讓焦慮依附者不覺得受到忽視。同樣的，如果你每天表達欣賞與愛慕（即使是微不足道的方式），哪怕最極端的焦慮依附伴侶也會覺得彼此的關係依然穩固。

有效解決個人壓力

焦慮依附者面臨個人壓力，好比工作遇到挫折，這時需要解決他們故意挑起爭端的傾向。你因為壓力或者挫敗而故意找伴侶吵架，如此反而引發更多壓力，連帶破壞

家庭的和諧氣氛（或許也會讓孩子變得叛逆），使得伴侶不想支持你。有個解決辦法需要以信任做為基礎：可能的話，當伴侶察覺你因面臨個人壓力而故意挑起爭端，容許對方提醒你。伴侶必須這樣說話：「你因為對今天的工作表現感到失望，才會對我發火。」然後由伴侶引導你認清他／她所說的完全或部分屬實。

如果你是迴避依附者，只想要獨自解決情緒問題，請找出適合的溝通方式，讓伴侶不會感到自己被拒於門外。人往往下意識想要獨自處理思緒和情緒，不想和任何人談，尤其是在心理遭受創傷後，這其實情有可原。有問題的不是這個習慣，而是你沒有跟伴侶溝通。

你或許可以這樣告訴對方：「我打算一邊慢跑，一邊想想該怎麼處理某個問題。等我想好，也許我們可以一起看一集某某電視劇？」讓伴侶知道你獨處過後想要和他／她在一起，這一點很重要。不妨直接說出來，不要自以為這種事不需要說。如果你不想談自己的想法和心情，但**願意**接受另一種慰藉，不妨明確提出要求：「我今天過得很不好，我不想談，但很樂意接受一個大大的擁抱。」

如果你希望下班後享有獨處時光，至少在那之前和家人稍微交流一下。比如說，去花園照料花圃前，花個十五分鐘與家人相處。他們愛你，如果整天沒有看到你，他

們會想要和你聯絡感情。請好好想一想，擬定一個符合雙方需求的對策。

分享你的正面想法和情感

如果你不習慣談論心裡的壓力，要特別注意扮演好分享正面經驗的角色，以便維繫你和他人的感情連結。告訴伴侶，你期盼的事物有哪些最新進展。如果你有工作，或正在進行長期任務，可以分享目前的外務多麼順利，或者你很高興下班後可以和家人共處。

額外祕訣：小別重逢後，如果你**非得**表達負面感受不可，請試著適度說出悲傷或失望的事，不要涉及憤怒或挫敗。舉例說明，你出去買東西，但商店剛好沒有存貨，你感到氣惱，這時可以說：「唔，真令人失望，全部賣完了。」不要只顧發洩怒氣和挫敗感。為什麼要這樣做？表達比較緩和的情緒（不是令你握緊拳頭的那種）能觸發他人的關心和依附行為，表達「戰鬥」情緒則通常無法觸發別人的關心反應。如果你過度傳達負面情緒（好比你一直在發洩你的哀傷、焦慮、孤單或失落），伴侶或許會憤怒地回應，而不是表達支持。

了解依附恐懼在你們的關係中扮演何種角色

史丹・塔特金（Stan Tatkin）在其著作《大腦依戀障礙》（*Wired for Love*）中指出，不安全依附者的恐懼核心都有一定模式。迴避依附者害怕的往往是這幾項：被打擾、陷入困境或失控、太親密的關係，還有被指責。焦慮依附者則恰好相反，他們害怕被拋棄、分離、獨身太久，也怕自己的情緒令他人覺得沉重或不知所措。如果你是焦慮或迴避依附者，以上或許有一、兩項是你心中最大的恐懼。

有個想法能助你面對恐懼：沒有人喜歡這些感受（也就是說，沒有人喜歡被人指責、陷入困境或被打擾）。不管你屬於何種依附，每個人都會因為這些情緒而有相似的不舒服經驗。然而，不安全依附者比較容易觸發特定恐懼，之後出現的反應也比較激烈。

如果你自己或者你和伴侶都是不安全依附者，請設法了解本章提到的恐懼在你們的關係中扮演何種角色。舉個例子，如果伴侶是迴避依附者，你或許會發現，即使你根本無意或只是無傷大雅地稍微指責對方，伴侶依然會以受到指責的態度來回應。當你發現某個人在小事發生後花了半小時為自己辯解，述說別人多不應該指責他／她，那麼此人很可能就是迴避依附者。

接下來舉出焦慮依附者的例子。這樣的人往往需要伴侶一再確保對他們的支持。試著這樣對焦慮依附伴侶說話：「經歷過壓力繁重的一天後，我好愛彼此能夠回家陪伴對方。」或是「不管是遭遇人生的高潮或低潮，我好愛我們總是一起面對。」當伴侶將彼此的關係視為緊密連結的團隊，焦慮依附者可能會覺得備感安慰，就像這樣：「某個情況好難應付，但我們是一個團隊，一定會一起度過這個難關。」

當伴侶其中一方是不安全依附者，雙方都需要找出這段感情中與依附相關的恐懼，但**不要互相指責或覺得羞愧**。比方說，當迴避依附伴侶對困境做出反應，或是焦慮依附者在臨別前故意挑起爭端，雙方都應該有所警覺。你需要找到一個方法，讓彼此都知道你已察覺異狀，但不能因此造成對方退縮。一開始要找出恰當的切入點，一旦養成習慣，執行起來就會更得心應手。

▍找出能製造大大不同的小小改變

談到如何緩和依附恐懼（或是不會立刻觸發它們），或許只需要小小改變就能讓雙方感到安心。例如，你可以這樣問：「什麼時候適合討論某事？」而不是直接切入主題，否則可能會讓迴避依附者覺得受到逼迫。

如果你很清楚自己對愛和安全感的需求，就能控制住強烈的情緒，避免讓雙方不知所措。比方說，你是焦慮依附者，你擔心伴侶不想再聽你談論想法和心情，或許你可以這樣說，讓對方知道你不是予取予求的人：「我因為自己的問題覺得壓力很大時，我需要跟你說說這件事，只要五到十分鐘就好。」雙方進行短暫談話後，比起耗費一個鐘頭長談，彼此心情有可能更好。冗長的談話可能反而讓焦慮依附者緊張，並且一直兜圈子，傾聽的一方也會失去耐性，最後生起氣來。

成為觸發伴侶正面情緒的高手

如果你是不安全依附者，可以多加注意伴侶，包括留意觸發他們愉悅心情的方式，藉以處理自己的情緒。不妨觀察伴侶在各種不同的愉悅狀態下出現哪些表情和肢體動作，比如驕傲、快樂、興奮或放鬆等等狀態。如果你只能觸發伴侶部分而非全部的愉悅情緒，試著精進你還不熟悉的那幾項。如果幫別人緩解壓力會令你感到不自在，你可以先磨練觸發愉悅情緒的技巧，藉此提升信心。

和朋友與家人保持適當距離

在各種人際關係中保持適當距離，可以讓不安全依

附者感到心安。

當伴侶只和他人分享特定形態的親密，在感情中卻沒有照做，這會讓焦慮依附者備感威脅。好比伴侶似乎很喜歡和朋友裝瘋賣傻，但在家裡總是不苟言笑。你的伴侶需要也應當擁有你的正面情感所有通行權，比如說，不要只是把感情關係當做養兒育女和經營家庭的手段，而僅對朋友展現你風趣的一面。

不應該有「只告訴朋友或家人，而不告訴伴侶」的情況，有什麼新消息都要先告訴伴侶。如果你想和他人討論重要計畫或決定（例如你打算找雙親執行某個決定），請事先通知伴侶，不要等到你和別人討論時，伴侶才從旁聽到你的計畫。孩子和父母有最緊密的連結（在多數情況下），長大成人後，當你進入婚姻或感情生活中，與父母的緊密連結也會轉換。當子女面臨重大抉擇，父母不應該過度介入他／她與伴侶的緊密連結，比方說你們要住在哪裡、如何養育小孩、要不要換工作，或者如何裝潢房子。

如果某些朋友和家人不喜歡你的伴侶，或許你需要讓伴侶明白，這些人的意見不會威脅到你們的感情，以便讓伴侶安心。

務必留意那些令你流連忘返的嗜好，或者讓你廢寢

忘食的工作，你會因為忙於這些外務，沒有給彼此留下空間。

　　如果生活十分忙碌，請區隔家庭時間和夫妻時間。人往往將時間和精力投注在整個家庭，卻沒有注意到自己幾乎都在照顧孩子。

▌了解伴侶某些行為是為了引起你的注意

　　伴侶希望你關注時，你卻忽視他／她的需求，請了解有哪些情況會導致你如此。制定「如果……那麼……」的策略，幫助你做出更多回應。舉例說明，你或許知道，當伴侶提議該為你家的事或金錢花費做出決定，你往往直接忽略對方。可以制定這樣的計畫：「**如果**我現在不想談這件事，**那麼**我可以直說，不需要立刻規劃付諸行動的明確時間表。」

　　當伴侶渴望引起你的注意，你卻發現自己忽略對方的需求，這時不妨表達歉意。例如，「我看得出來，你正在暗示我你很累，很想趕快離開派對。我忽視你的需求，因為我還想留下來。很抱歉我沒注意到你，也沒有考量你明天還要上班，現在就需要休息。」當你在感情中一副拒人於千里之外或毫無反應的樣子，如果你能真心道歉並修補裂痕，便可提升你們之間的信任，打造安全的依附（前

提是你不會為了敷衍而濫用道歉）。

學習面對暫時的分別

　　做父母的都知道，與孩子短暫分別會增強對他們的愛。成人的依附也是如此。如果你是焦慮依附者，要明白伴侶會因短暫分離而更愛你。誠如前文所述，焦慮依附者在分離前後或可能分離時（伴侶對你提起週末要跟朋友出去）需要特別小心，不要故意與伴侶爭吵。

　　當伴侶提出短暫分離的打算，或者分別在即，令你焦慮不堪，這時請試著多多留意，避免出現嘮叨、挑毛病和抱怨等等。要為大局著想，不要想到什麼就說什麼。臨別就在眼前或剛剛和伴侶分別時，如果你發現自己很容易生氣，不妨告訴自己：「哦，那只是我的依附模式在作祟。」如果伴侶是焦慮依附者，請理解他們可能受到自身的依附模式影響，因而在分離後表達憤怒或急躁的情緒，這時你只需多安慰對方一下，讓對方知道你很高興彼此將再度聚首。

　　如果你是迴避依附者，或許需要採取相應步驟，將分離對潛意識造成的影響降到最低。舉例說明，當你到外地出差幾天，或許需要設定一個緩衝期，避免回到家時覺得受到打擾。如果搭乘長程航班，可以在機場貴賓室先消

磨半個鐘頭，再去和前來接機的伴侶會合。找出適合你的方式，以便你和家人重聚時，身心都已經預備妥當。分離也可能觸發你害怕受到責備的情緒，要懂得區分伴侶究竟是表達分離的哀傷或焦慮，還是他們為了出差這件事在責怪你。

了解不同依附類型的人喜歡哪一種支持

你認為自己知道男女面臨壓力時的行為差異，女人喜歡有人傾聽和支持，男人則偏愛有人協助他們解決問題，我勸你忘掉這些刻板印象。人不是按性別來決定喜歡哪一種支持，而是按照依附類型。一般來說，安全或焦慮依附者比較喜歡別人給予情感上的支持，而非實際協助（解決問題）。最新研究顯示，迴避依附者的情況不同，而且有一點複雜。

迴避依附者通常對於實際協助（比如解決問題的建議）的反應較好。然而，他們的偏好有細微差異。一套精心設計的研究顯示，迴避依附者對父母給予的低度和中度支持反應不佳。事實上，根據這項研究，伴侶若提供低度或中度的實際支持反而讓他們感到壓力攀升；認為伴侶愛控制、批判並且冷淡；覺得自己的掌控權降低。然而，當伴侶提供高度實際的支持，整個模式便會逆轉。這時重度

迴避依附的受試者會感到壓力減輕，自我掌控權提升，也比較不會認定配偶愛控制、批判或者冷淡。請注意，本文所謂的低度、中度和高度支持是指支持的程度，不是具體行為的差異。高度支持意指經專業人士判定，在一到七級的強度中至少是六級。

為什麼迴避依附者會出現這種模式？低度或中度支持立場不夠鮮明，此時迴避依附者的恐懼被觸發，沒有得到適當的慰藉。若是獲得高度支持，他們就能克服內心深藏的恐懼，也就能從別人的支持中獲益。因此，務必牢記，如果你的伴侶是迴避依附者，你一定要大大增強對他／她的支持，並且針對解決問題提供協助，不要只照顧對方的情緒。

▎了解影響伴侶的最好方式

如果你試圖讓一個迴避依附者改變自己，不妨強調他們的自主權，並認同他們的觀點、努力和良好特質。你需要妥善運用策略，切勿觸發他們被打擾的感覺，這也就是強調自主權如此重要的緣故。

如果你想改變的是焦慮依附者，試著強調你對這段感情付出多少，你們的關係又是多麼緊密。比如說，「我們在某方面合作無間，希望我們在另一方面的合作也能一

樣好。」

▎了解伴侶的依附類型對彼此有何影響

　　為了圓滿本章對感情依附的剖析，以下揭露每個人的依附模式如何影響伴侶。如果你在一段感情中時常感到安全，日子一久，這種安全狀態會愈來愈穩固，儘管這不會完全改變你原來的依附類型。如果你是焦慮依附者，而伴侶是迴避依附者，通常你會比擁有其他類型的伴侶更頻繁出現焦慮依附行為。反過來說，如果你的伴侶是焦慮依附者，他們的焦慮可能會引發你的逃避。焦慮依附者的伴侶若是迴避依附者，有時候他們也會變得愈來愈逃避，陷入一種「抗議－失望－分離」的循環。當一個人的焦慮依附情緒沒有被其依附對象（父親、母親或伴侶）緩和下來，他們可能會放棄，因而變得更加逃避。

　　當其中一方引發另一方的不安全感，彼此都應該努力將它找出來，並運用本章提供的策略扭轉局面。從積極面來說，當你嘗試我們提出的解決辦法，請留意它如何讓你們的關係產生更強的安全依附。運用本章提供的策略能提高你對各種情況和行為的容忍度，不會觸發不安全依附。舉例來說，請留意一個狀況：當伴侶感到更安心時，他／她比較不會嫉妒你和別人的友誼。

準備進入下一章

進入下一章前，試著回答下列問題。

□ 你最主要的依附類型是什麼？除此之外，你在自己身上還能看到哪些依附類型？

□ 如果你現在有伴侶，對方是哪一種類型？不妨回顧從前談過的感情，你認為以往的伴侶各屬於哪一種依附類型？

□ 不管你屬於哪一種類型，在本章提供的打造健康依附關係策略當中，有哪一項已經為你帶來助益？你覺得哪邊還有改善空間？

第十一章

友誼、職場人際關係與依附類型

你已了解依附類型的基本概念，現在就來解明兩種不安全依附類型在友誼和職場人際關係（比如同事和工作團隊）的情形。本章以上一章做為基礎，因此篇幅較短。

針對依附類型與感情的研究多達成千上萬，相較之下，對其在友誼與職場人際關係的研究少了很多。因此，本章很多內容都是我從夫妻和親子研究推論而來的，並非專門針對友誼和職場人際關係的研究。

友誼與依附類型的研究結果

關於依附類型對友誼有何影響，許多研究都聚焦於青少年的友誼。我們只知道安全和不安全依附者的普遍差異，不清楚每一種不安全依附的特定差異。以下是針對友誼所做的研究結果：一般來說，安全依附者對友誼有較多正面期待與經驗。安全依附者會更積極運用助人策略維繫

友情，並且更常表露自我，和朋友較少起衝突。研究證實，朋友之間激烈的衝突對焦慮依附者的影響特別不利，也會增加他們日後出現抑鬱的機率。最後一點，迴避依附者的溝通技巧往往較差，與朋友討論如何解決問題時，他們通常也不夠專注。

職場人際關係與依附類型的研究結果

談到專門針對職場人際關係的研究，我們有下列結論：不出所料，焦慮依附者對於工作表現和職場人際關係最為焦慮。迴避依附者則傾向於工作過度。安全依附者對他們在團隊中的貢獻較有自信，也更有可能被別人看好，有望成為領導者。他們也更有可能在工作上展現更多活力與組織公民行為（organizational citizenship behavior）。與不安全依附者相較之下，安全依附者比較不容易筋疲力竭。焦慮依附者則偏好訂定外部合約，比較不喜歡內部而長久的合約，大概是因為外部合約較少觸發他們的焦慮依附。

從領導層面來看，部屬對焦慮依附領導者的評價往往是效率不高，而迴避依附領導者則被評定為欠缺處理情緒的技巧。安全依附領導者最有可能授權，迴避依附領導

者則最不可能授權。不安全依附領導者的部屬常感到筋疲力竭，工作滿意度也低。迴避依附領導者的團隊則被評定為凝聚力較差。焦慮依附者對以關係為導向的領導方式最感興趣。最後一點，迴避依附者和主管往往處得不好。依附類型和善變、不切實際的領導方式有何關連（若真有的話），在這個階段看不出來。

若是你剛好屬於不安全依附型，以上聽起來全都是負面敘述。然而，很可能我們尚未查明不安全依附在某些情況下也有長處。從演化觀點來看，最有用的依附類型是根據背景而定。比如說，如果你曾被拋棄，那麼迴避依附可以幫助你撐下去，為生存而奮鬥。某些研究已發現不安全依附在職場發揮效用的初步線索，其中一項研究顯示，焦慮依附者能在威脅降臨時有效對他人示警，他們能夠迅速行動並跨越障礙。

我們該如何推論？有沒有可行方案？

現在撇開個人研究不談，根據我們已經全盤了解的各依附類型，一起來看看它們與友誼／職場人際關係有何關連。再次重申，這些都是普遍情形，某些則帶有極端色彩。如果你恰巧發現自己高度符合文中的描述，不需要覺

得難為情。只要了解自己的依附類型，就能找到合理又簡便的解決辦法，等你瀏覽過本章提供的策略就會明白了。如果你屬於安全依附，這些描述和祕訣可以幫助你了解其他人。

在朋友圈和職場中的焦慮依附者

焦慮依附者的友誼關係可能比較緊張。正如他們對待感情的態度，他們也怕朋友與自己「絕交」。然而，他們可能會對朋友忽冷忽熱。當他們覺得壓力大或苦惱不已，可能會頻繁連絡朋友，其他時候則不聞不問，好比他們只顧沉醉在新的友情當中。

焦慮依附者對他人抱持高度期待，希望朋友也像自己一樣，對友誼投注滿滿的熱情。若情況不如預期，期待愈大失望和憤怒也愈大。當他們察覺某個朋友漸漸疏離（即使對方有充分理由，像是剛換工作或剛生小孩），他們可能會下意識對朋友要求更高。反過來說，當別人似乎很想跟他們交朋友，他們可能會退縮。

焦慮依附者習慣將朋友和其他圈子區分開來，比如說，他們不喜歡伴侶踏進自己的朋友圈。這是一種自我保護機制，如果不劃分清楚，他們會感到威脅。他們不相信伴侶不會離開自己（或者不會在背後議論自己），萬一這

些事真的發生，他們不希望也失去朋友。

　　焦慮依附者很快就能與人緊密連結，他們對別人的感覺往往比別人對他們的感覺更親近。對於網路上的泛泛之交或者沒有私交的半公眾人物（作家、部落客、直播主等等），他們可能會有強烈的依附感。網路上的粉絲團（比如某個電視節目的影迷俱樂部）或許特別吸引某些焦慮依附者。這些社群提供緊密連結，有共通語言可以促進感情，而且是和其他圈子區分開來的朋友圈。然而，正如焦慮依附者在其他人際關係中的模式，他們可能會以失望收場。

　　焦慮依附者在職場可能會在幾個特定同事身上尋求緊密關係。在工作上需要和陌生人接近時，他們或許會惴惴不安。他們可能認為自己應該和工作上的夥伴成為好朋友，舉例說明，他們或許會希望同事之間能多多表露自我，因為這樣的親近有助於提升安全感。

　　焦慮依附者或許不適應工作關係的轉變，像是原先的主管辭職並換上新主管。他們覺得被拋棄時，可能會很生氣，即使這完全沒有道理可言。比如說，關係很好的同事進入新的工作小組，而他們沒有入選。他們或許明白自己反應過度，然而，就算理智能夠接受，也不保證情緒能完全平復。

你現在是依附理論的專家了，如果你覺得以下列舉的都是顯而易見的事實，也就代表你對本章已經透徹了解。當你看到某項方案能助你解決不安全依附，不妨嘗試看看。

1. 請釐清你是否對客觀情勢反應過度。如果你能接受心頭正浮現的情緒，明白它的出現是因為觸發了不安全依附，這時你就比較能應付強烈的感受。比方說，當你發現同事換到別組，你覺得自己被拋棄，因而感到憤怒、心煩或嫉妒；或者朋友因為生活上的轉變而暫時失聯。

2. 如果你對朋友或同事有很強的依附，要明白這就是你的風格，它有好處也有壞處。如果他人對你沒有一樣強烈的依附，這並不妨礙你展現個人風格。因為你本來就有強烈依附的傾向，大多數人的依附程度自然不及你。

3. 你對朋友的情感和朋友對你的情感不一定相等，試著接受這個事實。例如，當你發現自己深受網路上認識的人所吸引，這其實沒什麼大不了。試著找出一個適當的方式，讓自己既能享受強烈的情感連

結，又不會非要獲得回報不可。

4. 在職場上，如果你習慣只和少數幾個同事及前輩親近，請試著擴大職場社交圈，納入一些比較不親近、比較少表露自我，或者比較沒有朋友交情的人。工作環境中缺少友誼，儘管你的依附心理覺得不妥，但其實並不構成威脅。

5. 請留意你是否對某些人的看法從過度美化轉變到失望。如果你發現自己有這種傾向，試著保持中庸之道。

▌在朋友圈和職場中的迴避依附者

迴避依附者至少表面看來擅於忍受分離，他們可能很長一段時間不和朋友碰面，往往是朋友單方面保持聯絡，他們並不主動邀約或者打聽對方近況。雖然他們也想和朋友聚會，但總是被動等待對方找上門來。當安排好的計畫落空，需要重新擬定，他們也不會主動。由於害怕受到打擾，他們不會精心策劃活動，朋友聚會彷彿只是臨時起意，既不親近也沒有強烈的感情色彩。兩個迴避依附者做朋友時，如果雙方都不願意採取主動，彼此的友情可能會缺乏凝聚力。迴避依附者或許低估了友情或重要工作關係破滅時對自身情緒的殺傷力，比方說朋友或親近的同事

因忙碌而無暇碰面。這就和他們對待感情的態度一樣。

迴避依附者在職場上普遍偏愛冷淡的關係，因此依附心理對他們和同事的關係所產生的影響，可能不及焦慮依附者來得多。對迴避依附者來說，傳授知識（或指導學生）或許並不容易，因為學生需要他們給予雙重安心保障，既要確保學習正在進步，又要安然接受犯錯是學習必經歷程。當同事尋求情感上的支持，或者希望他們表露自我，迴避依附者可能會惱怒或不知如何是好。

他們對感情關係的恐懼，尤其是害怕被責備或打擾，可能也會出現在職場關係中，比如說團隊計畫進行得不順利，他們怕被追究責任。疏離型迴避依附者面對感情和其他人際關係時，可能會偶爾體諒他人的情緒，但不是每次都如此。他們可能會肆無忌憚地出口傷人，沒有注意到言語的殺傷力，就像上課時，拿以前的學生和現在的學生做比較，惹得學生不高興。

解決辦法

1. 試著和朋友定期保持聯絡，不要長時間失聯。

2. 當原本的計畫落空時，願意和朋友重新擬定計畫。

3. 在朋友圈和職場中，留意自己是否低估了依附關係中斷或喪失帶來的情感衝擊。當你原本喜歡的依附

關係受到阻礙，好比親近的同事被調去別組，這時請加強自我照顧。

4. 如果受到高度實際的支持會令你心安，不妨找一個可以接收到這類支持的學習環境。（我在上一章曾提到一項研究，探討迴避依附者偏愛接收哪種類型的支持。）

5. 在職場上，對於成為別人依附的對象要有信心，不要覺得受不了或是被打擾。舉例說明，假設你正在指導一位需要支持和鼓勵的學生，如果他／她是焦慮依附者，你不要總覺得累贅，其實可以運用上一章的祕訣，幫助對方建立安全感。請仔細閱讀上一章幾個小節，按依附類型選擇支持和影響他人的最佳方式。

6. 以積極正面的行動與同事聯絡感情（比方說，當有人成功時，寄一封電子郵件恭喜對方）。

7. 如果你犯了依附過失（例如，你忘記恭喜某人或忽視請求），要誠心道歉，不要逃避。

應付職場風波

職場的人際糾葛對焦慮和迴避依附者的影響可能比安全依附者嚴重得多。迴避依附者容易有情緒超載的情

形，而且很難擺脫負面思考。至於焦慮依附者，職場風波會觸發他們對關係的憂慮。因此，不安全依附者務必加強自我照護並運用策略，藉以緩和職場風波（即使自己並非當事人）引發的情緒波動，並在必要情況，例如這場風波牽涉到犧牲事件時，運用有效的支持方法。

準備進入下一章

☐ 本章你最想牢記的訊息是什麼？

☐ 你認為自己這一生的依附類型經歷過何種轉變？大致上來說，你能否看出過去的各段關係如何影響你的轉變？比如說，你正沉浸在值得信任的關係當中，不管是感情、友情或同事情誼，使得你的依附類型變得更安全。或者依附對象令你失望，讓你陷入了迴避依附。

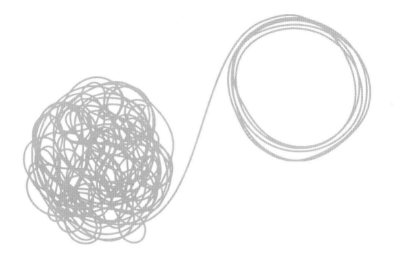

第五部

工作與金錢

第十二章
工作上的自毀模式

我們將在本章中處理與工作相關的四種自毀模式，接著檢視那些影響工作表現的小習慣。

負擔症候群

不管自身成就在別人眼中多麼了不起，有負擔症候群的人深怕自己被揭穿是個冒牌貨。這種心態導致他們始終保持低調，不愛出風頭。如果你正是如此，或許會常常自我懷疑，或是在焦慮和自信之間來回擺盪。負擔症候群的特徵是會對任何錯誤或他人的負面反應小題大作。你生怕一旦暴露某個弱點，你的職業生涯就準備完結。

負擔症候群造成當事人預設立場，認為自己不會有高成就，以下是相關思考模式：

- 對於團隊工作、擔任領導階層、發表反對意見，以

及任何會引起注意或令你受到檢視的事，你可能一概抱持迴避心態。然而，這樣一來，你便失去展現自身價值的機會。

- 負擔症候群往往伴隨恐懼和逃避別人的反應。如果你不想面對他人的回應，就會喪失進步機會，也沒有機會知道別人對你的正面評價。

- 對於申請獎項、獎學金，或者爭取需要受到公評的一些機會（例如發表研究成果），你或許會裹足不前。如果你不朝這些方面邁進，最後證明自身能力和成就的客觀證據便會少得可憐。

- 如果你有小題大作的傾向，對於別人的意見可能會有不良反應。問題並非在於你收到何種意見，而是你的自我防衛心態。

- 你定的目標可能很低。

- 你認定自己能力不足，因此刻意施展更多魅力做為補償。然而，就算別人誇獎你，你也會覺得那是針對你的魅力而非能力。

- 只要有可能增加責任或能見度的事，即使不會那麼快發生，你依然選擇躲避。對你來說，這種事就像一道滑坡，把你帶到公眾面前並持續受到檢視。

- 你或許相信，唯有了不起的表現才能避免自己被揭

穿是個冒牌貨。這種心態會造成過度的完美主義、好勝心太強、無感甚至嫉妒心強。前文曾提到，完美主義和嫉妒會令人退縮，比如說，與人合作若是觸發你和人比較的心態，你就會選擇退出。

試試看

不要太快下結論，就此認定負擔症候群不好。不妨想一想，強迫症患者哪怕洗手十次，依然覺得手上殘存有害病菌，把自己的焦慮和厭惡與真正的危險劃上等號。負擔症候群也是如此，只因為你覺得有危險，並不代表危險真的存在。

不要一直提高標準。「臨床完美主義」（clinical perfectionism）是指完美主義在生活中製造的問題，它還會增加當事人罹患心理疾病的機率。臨床完美主義者達到自身設定的高標準時，往往會再把標準定得更高。當事人認為只要達到嚴苛的自我期許便會更好（減輕焦慮、自我接納度更高等等）。當結果不如意，他們便會錯誤地認定標準不夠高，於是定得更高！這會造成悲慘的惡性循環，不要讓自己陷入這種困境。

請留意，當你評估他人的能力時，是否存在著認知

偏差。當你不斷聽到同事或主管大談他們的專業領域，比如教導特殊領域的大學教授，你特別容易產生認知偏差。請牢記，扮演領導角色的人往往會聊他們覺得最自在、最想談的話題。你不可能有機會看到他們欠缺哪些知識，他們絕不會主動提及自己的短處。

我們往往認為自己知道的別人一定也知道。因此，你的專業知識在你看來很普通，但或許他人覺得很特別。請釐清自己是否具備這種心態。

同樣的，如果你認為他人的想法都和你一樣，那是你沒注意到，你的思考模式其實是一種本領。舉例說明，你遇到障礙時會下意識尋找有創意的解決方案，但你或許不明白，許多人沒有這種本事。

如果你認為他人懂的一定比你多，你或許不敢分享自己的知識，因而導致你被別人看輕。不妨假設你學了一個非常有用的小技巧，你認為同事也會覺得它很好用，但你忍不住這樣想：「他們說不定早就知道了」或者「萬一我把知道的分享出去，結果別人根本沒興趣呢？」試試這個辦法：如果你認為同事有百分之五十機率會覺得你的技巧有用，那就勇敢說出來吧。優先考慮可能會得到良好回應，不要只顧逃避可能的冷淡回應。

我自己有個靈光大閃的時刻，那就是需要藉助自信和自我懷疑來達到最佳工作品質的時候，這兩種心理狀態以不同方式協助我。有時候，我需要自信來完成工作，或是處理某種情況。另一方面，有時候我又需要自我懷疑來推動我找出盲點，讓我努力糾正錯誤。由於我的終極目標是助人，我很樂意混合這兩種心理狀態來完成工作。

請認清這個事實：自我懷疑對你有幫助，但過程不會完全無痛。出現自我懷疑時，感覺就像是傷口上的 ok 繃被狠狠撕下。然而，一旦你明白這個過程能助你成功，就會覺得它很珍貴，而且可以忍受。

收到具有建設性的回應或批評時，請保持冷靜。我在前作《與焦慮和解》中以大量篇幅探討如何應對這種情況。以下是簡易版：如果你聽見別人的糾正就會驚恐，不妨假設你高估了自己需要改正的程度。事先準備一些句子，當你暗自恐慌時，或許它們能幫助你表達自己樂於接受回應的開放心態。比方說，「這些意見很有趣，請容我暫離，以便想想你剛才說的話。」

回到第十一章探討的依附類型，如果你在職場上屬於焦慮依附，又有負擔症候群，如能得到以下這一點將有極大的助益：找到認可你的能力並可做為職場依附對象的主管和資深同事。

有些人看來（或者本來就是）比你聰明而且成就更高，你總是下意識迴避或嫉妒他們，請留意這樣的情況。你不需要為了預防災難降臨，強迫自己成為萬事通。如果你比其他人懂的都多，生活會多麼乏味。你的本事不需要特別到非常寶貴的地步。

　　當你轉換工作跑道，負擔症候群可能會跳出來作怪。你或許會發現，和有相同轉職經驗的人談話對你有幫助。可以問問他們實際的經歷以及情緒變化，談話不一定要深刻而有意義。有時候，僅僅知道別人有逐漸調適並過關的經驗，就能給你安慰。或者反過來看，他們之所以深表同感，是因為他們的負擔症候群偶爾還是會發作。

　　客觀來說，不想被別人批評能力差，最好的辦法就是讓自己變能幹。評估選擇時，以「哪一個在現實中可以提升能力」做為依據。不妨問問自己：「和更有本事的人合作會不會也讓我變得更有本事？」

　　深入了解自己的實力，包括環境、經驗和運氣在培養實力時扮演的角色。舉例說明，我從小就熟悉數位科技（我從幼稚園開始，學校和家裡就有電腦），但比我年長的人幾乎都不太懂。我可以運用科技迅速搜尋並整合大量研究（我乃谷歌學者是也），但不熟悉科技的人就沒有這

種直覺般的本事。在心理學領域中，我比年輕學者擁有更豐富的經歷，以及更深的知識基礎。因此，我有一套理解各種資料以及撰寫研究成果的方式，與那些獲得相同資訊但基礎不及我的人完全不同。我在心理學領域並非事事精通，還是有一些方面不如其他人，但我也明白自己有非凡的實力，單純是因為我出生的時間點較好。

此外，當你盤算自己有哪些實力，記得回顧第二章，我曾提到有時候人的長處恰巧是從短處衍生而來，務必釐清你在這方面的真實情況。

回顧過去，你是否曾經覺得自己某方面有問題，或是認為自己不夠聰明以致無法成功？最細微的事物都有可能導致負擔症候群。比如說，你明明考試已經得到九十六分，父母卻問你為何失掉那四分；也許你拿自己的智商和兄弟姊妹的智商不恰當地比較；也許別人認為你的家庭背景怪異，你覺得唯一能夠彌補的就是你的智商。這類心態使得你太在乎智商，任何可能引發別人懷疑你智商的事（好比犯錯），對你來說都是災難。

想一想，你從何時起培養了何種信念，用以避免工作上的災難？比如說，你相信絕不犯錯很重要，在你印象

中，這個信念最早出現在何時？你不需要長久思索這些問題，但當你在兒時或青少年階段以不成熟的心智嘗試理解這個世界，難免造成一些錯誤觀念，而且直到成年依然深植於心，此時釐清這些想法的成因會有助益。

試試看

以上的解決辦法有哪一項看起來和你最有關連，而且對你最有幫助？

半途而廢

當我詢問周遭親友，大家最想在這章讀到什麼內容，很多人都說，他們想知道如何解決「半途而廢」。其實我提供的策略沒什麼稀奇，我們解決問題時，需要的往往是有能力思索對策的清醒頭腦，以及該如何執行它，而非找到有如神助或特別精巧的對策。現在不妨假設你已發包給我，由我來為你設想！

解決辦法

運用兩頭並進策略，辦法如下：（一）找出減少半途而廢的方法；（二）啟用某種機制，找出並完成未完的

任務。可能的話，預防勝於治療，因此優先考量能事先預防的策略，以免你總是被迫回頭執行未完成任務。

根據過去經驗，你明知自己不會回頭去做，這時就要提防「我一定會再回來做」的思考偏差。如果是因為手邊工作太多，現在無法完成它，你認為以後再做會比現在做更輕鬆的可能性有多高？隨時留意這種偏差思考，一旦它出現請試著糾正。

試著了解有哪些看似不重要的決定導致你半途而廢。當你開始進行任務，最後卻只做一半，通常都是在何種情境下才會出現類似情況？你可能和我的問題一樣，感到疲累時不是去休息，而是變換手邊工作，下場就是很快用完精力，而且原先和新做的工作全都沒有完成。另一個例子是，你半小時後就得去接孩子，卻在這時開始進行需要一小時才能完成的任務。

需要的話，先做最後步驟，以便進展順利。當你執行一項任務，精力愈來愈少，最後步驟往往令你感到冗長而煩悶。舉例說明，我發現開始撰寫部落格之前，先挑選要用的照片並上傳，這一招很管用。否則的話，等到我耗費大量創意並寫完整篇文章，我根本沒有耐心或精力再去挑選、調整尺寸並上傳照片。只要任務的性質適合「最後

的最先做」策略，不妨嘗試看看，當你可能低估某活動耗費的時間，這個方法會讓你進行得比較順利。

試著接受這項事實：任務的最後百分之十到二十往往很難完成。到了這個階段，你已經疲累不堪，即使仍有未完成的部分，心裡難免會覺得我差不多要做完了。總覺得愈到後面愈難，這其實是人之常情，不妨多多安慰自己。

打造一氣呵成做完任務的例行程序。當你照例行程序走，就能確保擁有大量時間和精力，在工作日從頭到尾完成事先計畫好的任務。

當你開始進行一項任務，並不代表它值得做完。你用來排定執行新任務先後順序的捷思法，也可以用在未完成計畫。例如，完成未完任務依然適用我的一百美元守則。如果未完成事項的價值不到一百美元，在我完成所有超過一百美元價值的任務前，我不會去執行它。

第六章提到的觀念（拖延和逃避）毫不意外地和未完成任務有關。請確保你針對執行任務所訂的規則沒有妨礙進度。比如說，當我規定自己寫一篇部落格文章，內含十個重點，完成機率會比設定三或五個重點來得低。想一

想，有沒有一些規則和標準是你自己訂下的，完全沒有參考任何外部條件？

為了圓滿完成未完工作，暫且不考慮時間因素。請回顧第五章，複習這個觀念：在一天和一週內，你的認知能力會隨著時間上下起伏。為了擁有足夠意志力回頭執行未成完任務，當認知能力處於較高水準時，你或許需要為那些任務抽出空檔。

開始新計畫往往充滿誘惑力，相較之下，進行未完成任務就令人感到枯燥無聊。你可以定期延緩新計畫，以便進行未完事項。想一想，有什麼事可以等到你完成那些先前的任務後再開始進行？

工作狂

本節聚焦於那些自發性過度工作的人。這類人總覺得自己非拚命工作不可，不是基於使命感，就是認為拚命工作是避免失敗的必要手段。如果你就是如此，很值得做個實驗，看看減少工作量會發生什麼事。你說不定會發現，當工作時間變短，你的產能反而更高。即使沒有，這麼做對你的好處依然大於偏低的產能，或者你會因此發

現，自己高估了過度工作的必要（好比當你減輕工作量，考績並沒有從「良好」掉到「差」。）

解決辦法

　　允許自己體驗不過度工作。如果現在的你像在滾輪上狂奔的倉鼠，你需要立刻離開滾輪，以便認清整個情勢。例如，為了讓頭腦更清醒，不妨休假一天，去國家公園或風景區健行，或者整週的夜晚都遠離手機或電腦，或者到外地一週，不帶工作，也不追蹤工作進度。

　　從最細微的層面著手，試著慢慢深呼吸幾下，允許自己暫時遠離眼前的問題，花五分鐘感受平靜。接下來的五分鐘內，你不太可能因為暫時放掉工作就大禍臨頭，不妨放寬心，讓自己享受活在當下的感覺。如果你喜歡這個策略，可以慢慢延長時間。當你覺得壓力如影隨形或是令你喘不過氣，這時特別推薦這個策略。人之所以工作過度，往往因為一停下工作，焦慮立刻上身。這類人拚命投入工作，暫時解決焦慮，然而，長期來看，這麼做只是讓不工作便焦慮的問題一直延續，沒有解決的一天。如果你就是如此，讓自己喘口氣會對你有幫助。

　　把別人的勸告聽進去。比如說，如果配偶一直提醒

你該上醫院接受檢查，或者你已經在不划算的工作上投入大量時間，配偶觀察到的事實可能管用（或者非常管用）。這正是旁觀者清，當局者迷，對於我們正面臨的問題，他人的提醒可能特別管用，哪怕他們認為的解決之道與事實不符（或是坦率到惱人的地步）。

如果你是工作狂，或許低估了休息對於締造最佳效率的重要性。在許多情況下，休息不一定能換來最佳產量。以後再做決定或是先去做其他活動（洗澡、運動、洗碗、開車等等），這類策略能讓繃緊的心智放鬆，大腦就能整合複雜的思緒，自動評估該如何做決定。如果你習慣慎重而深刻地思考，你可以享受雙邊好處：在工作中帶入有意識的思維（你的強項），如果解決方案沒有那麼快出現，不妨休息一下，做些其他活動，轉移注意力，這時大腦還是會繼續找答案。讓潛意識為你處理問題，充分運用這類獨特的心理本領，找出解決方案。這一招很快就能讓最好的辦法浮現，它的卓越功效將令你訝異不已。拚命工作絕對無法取代它。

請考量其他興趣對職涯帶來的潛在益處。當你待在一條狹窄的職業道路上，你擁有的知識幾乎同行也有。若能培養其他興趣，你的思考模式將會改變，這能為你的職

業生涯帶來巨大的競爭優勢，因為你整合了不同領域的知識和技術，在同行之間獨樹一格。舉例說明，如果你從事某種運動，相關思考層面可能會改變你在工作上的思考模式。或許這項運動偶爾需要運用直覺，而不是反覆思量。或許透過它，你學會在比賽的最後幾分鐘凝聚勝利所需的意志力。如果你的工作需要進行大量分析，或許依靠直覺的嗜好能為你帶來幫助。如果你的工作與強烈情感有密切關連（好比心理治療師），與數學相關及不帶情感的嗜好（要是你剛好對這方面感興趣）或許能為你帶來益處。想一想，外部興趣如何強化大腦的另一區，讓你連結自己的另一個層面？

經過一段期間的緊密工作後，投入嗜好或興趣可以讓你培養大量富有創意的見解。這時工作依然盤據在心頭，你會在意識當中將嗜好與工作連結起來。以下是我運用的策略：夜深人靜時，我會挑一個喜歡的播客節目，從目錄當中選一個**最不**吸引我的段落來聽。這能幫助我接觸更多元的思考。在這種昏昏欲睡的狀態下，我的心快樂徜徉，新舊觀念便在此時進行富有創意的連結。

試著想一想：如果你要進行一項極小的工作，假設一天只花兩小時，你會做什麼？如果你要將絕大多數工作

授權或外包出去，最後留下的工作是什麼？從細微處著手，有時候會幫助你看見之前從未發現的選項，也能釐清事情的先後順序。

當主管、老闆或同事期盼你超時工作，很可能只是因為他們的想法太偏頗狹隘。大多數人往往自然而然低估別人的產能，對於同事的貢獻沒有完整的認識。如果有人要求你做不合理的工作量，或者工作已經嚴重干擾你的生活，此時應該協助主管或同事了解，你分擔的工作**或許**已經夠多了，好讓他們修正對你的期待。

請釐清有哪些心理因素導致你過度工作。比方說，你在一系列任務上超時工作，是否為了逃避令你更焦慮的其他問題。誠如上一章探討的內容，這種情況在逃避依附者身上很常見。有時候人之所以變成工作狂，因為這讓他們在伴侶面前有十足的優越感，像是這樣：「看看我，我從早到晚都在工作。所以說，我多麼崇高，而你多麼懶惰。」如果你有負擔症候群，想一想它和你工作過度之間的關連。你之所以超時工作，是否因為你把它當成逃避某個災難的方法？你是否仰賴過度工作以避免犯錯，這樣一來，你的負擔症候群才不會發作，或者你的（自己想像的）冒牌貨身分才不會被揭穿？

看看同行（在其他公司從事相同工作）和／或家庭狀況與你一樣但沒有過度工作的人，查出他們做了哪些事（以及沒有做哪些事）。他們如何平衡工作和家庭？他們的哪些本領能幫助你減輕工作量？

　　查驗看看，自己是否因錯誤的捷思法導致過度工作。舉例說明，你的捷思法是這樣：如果某項任務由你來執行比別人快兩倍，那麼你就會自己去做。這個想法表面看來很合理，事實上可能使你承擔過多責任，錯失授權機會。同時，你的同事或團隊夥伴也沒有機會學習提升效能。

　　想一想，從客觀角度評估，超時工作明明不值得，你是否因為**沉沒成本謬誤**才會這麼做？例如，你是否捨不得已經投入的時間和精力，因而堅持嘗試解決問題，其實你明知放棄才是上策？

　　試著列舉導致工作過度的所有認知偏差（比如說，低估了執行任務所需時間）。擬定去除或減少這些偏差思考的作戰計畫，尋找可以解決一種以上問題的捷思法。「優先處理價值一百美元以上的任務」幾乎幫我解決了排定先後順序的問題，簡簡單單就搞定。想一想，這個捷思法對你有沒有幫助？

請評估工作上的哪些層面對你來說有價值又有意義。想一想，你如何在不過度工作的情況下獲取這些益處？

避免進行艱難的交談

前文曾探討，逃避心態往往是人們退縮的主因。一個人有了逃避傾向，就會養成一種習慣，在工作場合避免與人進行艱難的交談，因而造成許多問題。所謂艱難的交談可能包括認錯；向老闆提出加薪、休假或轉換職位等要求；對中意的對象採取主動；或者與表現令你不滿意的員工溝通。

解決辦法

現在拿起螢光筆，在下列解決方案中，標記你覺得最有用及最適合你的部分。運用「己所欲施於人」的原則。比如說，當你需要坦承錯誤或是申請休假，如果角色互換，你會希望對方早一點還是晚一點提出來？請站在對方的立場設想整個情況。

- 對於談話是否順利，你只需要承擔一半而非全部責

任。除了慎重挑選對話時機這類基本步驟，你能掌握的只有自己的行動和回應，對方的想法和感覺並非你的責任。這種思考模式讓你不至於把別人的行為當作自己的責任。

- 相信自己有能力應付別人的拒絕。當我們提出請求而遭拒，往往高估了負面結果的影響力，這是很普遍的認知偏差。其實你有能力應付別人的拒絕，不需要落入焦慮循環當中，不停想著自己到底該不該問。

- 想一想，要如何降低批評的殺傷力。舉個例子，不妨運用三明治回應法（正面，然後負面，然後正面），讓對方在他人面前聽見你的反應時，不會感到羞辱或尷尬。

- 把進行艱難的交談當作一種可以精進的技巧，不要認為這只是自己無法決定的天賦。家庭醫生不會這樣對病人說話：「我擅長治療膝關節問題，但不擅長治療頭痛。」對醫生來說，進行艱難的交談也是職責的一部分，和其他核心能力沒有兩樣。

- 當你不知道該如何處理某種情況，合適的話不妨嘗試溝通。比如說，你被調去另一個主管底下做事，但對方的風評不好，你不想和他／她合作，你認為

到時彼此一定合不來。雖然有備案可以選擇，但你不知道該不該給彼此一次機會，或是相信自己的直覺，請公司將你調回原單位。這時，你可以找負責這次人事調動的主管溝通這些想法。以徵詢意見做為這場艱難交談的主題，這是非常管用的策略。

- 請學習一些談判的基本技巧。每個人在職場幾乎都需要與人談判，然而，許多人並不看重這項能力。只要花極少時間（假設三到四小時）學習談判的基本原理，就能永遠擁有這項知識。學習談判技巧還有一個好處，當別人對你施展常見的談判策略時，你立刻就能察覺。我在網站上提出一些建議，讓你不花一毛錢就能迅速學會談判技巧，網址如下：healthymindtoolkit.com/ resources。

- 查明自信而果決的人（不會逃避艱難的交談）如何應付這種情況。舉例說明，我是個相當有自信的人，與客服聯絡時常要求和主管談話。如果有第一線代表和兩個層級的主管，我只需要最上層給我肯定答覆。我對朋友提起這件事時，對方的回應是：「我從來沒有要求見主管！」

- 請衡量哪些情況適合主動提出要求，哪些又適合讓對方先採取行動，有時候對方能提供的已經比你的

需求更好。要知道，職場往往有隱形彈性空間，並且適用一個原理：「你不知道有哪些是你不知道的。」

- 請記住，進行艱難的交談可以培養信任，當你詢問（並接受）對方的意見時尤其管用。（第九章曾提及相互影響能增進關係。）

- 進行艱難的談話可能會減輕他人的壓力。比方說，你注意到有一筆款項逾期繳交，對方可能不好意思主動索討，但卻焦急被動地等你發現。你若是能夠主動提起，並與對方一起設計合理的解決方案，就能一併消除雙方的焦慮。

- 如果你會完全迴避某種交談方式，比如說講電話，試著改變這個習慣。如果你有孩子，不妨教導他們：「想買什麼或做什麼，自己打電話，我不會主動幫你們做。」比方說，讓他們打電話去餐廳訂外帶的餐點，或是打給爺爺奶奶，邀請他們來家裡過夜。打造不迴避講電話的家庭文化，在家中和工作場合運用這個原則。

- 《再也沒有難談的事》（*Difficult Conversations*）是一本優良參考書。

解決細微自毀模式

我們在第五章解明微小的效率不佳會浪費時間又增加挫敗感，以下提示供你檢驗工作上是否有細微自毀模式，其實只要稍微調整就能解決這些問題。

舉例說明：

- 如果你習慣寫清單卻又不去看，或許應該把這些單子貼在門後面。
- 若你常在工作時陷入困惑當中，總是在計畫的某個層面花太多時間，或許你應該限制每個層面的執行時間。
- 如果你反覆出現特定的認知偏差，或許需要設計一個避免重蹈覆轍的提醒物，像是在辦公室牆上貼一張告示。習慣小題大作的人或許可以設計一個提醒物，告訴自己，起初看來很難的問題，隔天重新檢視時，幾乎都會變得更容易處理。（當我因工作備感壓力時，就會製作這類提醒物。）

試試看

試著觀察工作情形，製作影響工作績效或工作樂趣

的細微自毀模式清單，有任何發現都要隨時更新。每隔一段時間通盤檢視一次，這時清單上的某些問題似乎就有了更容易的解決方案。

準備進入下一章

□ 本章有哪個觀念是你最想要牢記的？

□ 回顧前面提到的：觀念需要轉換為設計妥當的策略，才能影響行為。你該如何採取行動？舉例說明：

1. 你設計一個實體提醒物，以便牢記某個觀念。

2. 你制定一套方案，逼迫自己面對緊迫的截止期限。比如說，你雇用別人在某個特定時間協助你進行計畫的下一步，這代表你必須在那之前完成現在的步驟。

第十三章

與金錢相關的自毀模式

　　談到人的資本淨值時，有很多「搬磚頭砸自己腳」的行為，但背後的認知偏差屈指可數。一旦你精準掌握這些自毀模式，每當它們出現在生活中，不管多少次，不管如何千變萬化，你都能立刻察覺。這些自毀模式大多有個共通點：當牽涉到財務和幸福，它們就會令我們疏忽更大的格局。

　　當你閱讀本章，首先請仔細思考，優化財務決定如何幫助你運用現有的金錢獲取最大的快樂。雖然本章表面上探討金錢，真正的目的是消除不必要的壓力，使頭腦清晰，明白哪些選擇能讓你獲得最大的快樂，用最少的工作量達成你想要的生活方式。

　　生活往往忙碌而令人疲累，你很容易因此分神，不覺得金錢問題有必要立刻解決，特別是當你對這方面毫無自信或不知從何下手，你更不會觸碰這個議題。你或許會想：「以後再說吧。」但所謂的以後一直沒有出現。我希

望閱讀本章能提供你行動力和思考架構，幫助你好好想想金錢方面的決定，讀完後會有滿滿的收穫。現在就來看看，人在金錢方面主要的認知偏差有哪些。

減少花費不僅具有長期效益，通常能立刻帶來更輕鬆平靜的生活

不要忽略這個事實：減少花費不僅具有長期效益，通常能立刻帶來更輕鬆平靜的生活。在你看來，縮減花費是那種「對自己很有益處但就是不樂意做的苦事」。（有趣的是，運動也被歸納在這個類別。）你的想法忽略一個重點：減少消費就能減少支出，往往可以立刻減輕壓力（通常空閒時間也會增加）。換句話說，減少花費並不是為了將來的幸福放棄眼前的幸福。事實恰好相反。

請思考設備方面的例子。你擁有愈多設備，以下這些也需要更多：充電、充電器、更新系統或軟體，以及科技知識，還有，你需要更大動力去保護這些裝置，以免它們損壞、遺失或被偷。這聽起來有沒有很熟悉？廣義上來說，你擁有的東西愈少，需要清潔、收納、重新整理、修理、做決定和丟棄的東西也就愈少。

房子恰好夠一家人使用最為理想，不要太大，這樣你的壓力會少很多。打掃和裝飾小家庭所花費的時間和精力較少，而且你不需要拚命工作也負擔得起。當你的品味改變，想要重新美化環境，小地方通常花費較少，也比較好處理。再說，空調造成的電費也比較低，當你的空調需要汰舊換新，新機種的功率也不需要太大。

　　談到交通工具，如果你有廉價車子和／或廉價腳踏車，萬一車身刮到，或是車被偷，或是遭遇事故必須註銷，這時你比較不會那麼心痛。

　　不貴的課後活動對父母和孩子來說往往壓力較小。基本選項如到公園玩或在社區游泳池游泳，不需要購買特殊裝備，也不必在下班尖峰時刻穿梭市區。

　　雖然有時候上餐廳吃飯很有趣，但住過飯店的人（比如說出差工作）會告訴你，餐餐上館子非常浪費時間和金錢。另一方面，一次煮大量食品並善用冰箱冷藏，需要的金錢和時間比較少。

　　說到送禮，不妨挑選簡單又不貴的禮物，比大型豪華禮物造成的壓力還要小。

重要提醒！

如果你真的喜歡大房子、夢幻房車和／或任天堂遊戲主機，我也不會嚴詞批評。最重要的是，為了得到這些想要的東西，需要花費大量時間和金錢，也會面臨龐大壓力。如果這麼做對你來說有非凡的意義，那麼我還是會鼓勵你達成心願。撰寫金錢議題難免讓人覺得我在提倡特定價值觀，想要主導你過日子的方式。其實我無意這麼做。不管你有哪些選擇，我的目標是讓你的決定符合你的購買力。

解決辦法

運用下列技巧增加花錢時感受到的幸福。

研究員依莉莎白・鄧恩（Elizabeth Dunn）和她的同事建議，要做購買的決定時，想想它會如何影響你的日常生活，包括正面和負面效應。比如說，你正在考慮買豪華新單車，要想清楚，為了防止它被偷，必須一日數次上大鎖，到時會多麼麻煩。另一方面，如果你想買的東西可以

提升生活品質，完全沒有負面效應，這就可做為下決定的最佳指標。舉例來說，修理家中某個壞掉的設備會讓你擺脫日常的挫敗感。

試著想一想，減少不必要開支，當你買的都是最有意義、最令你開心的東西，享受購物喜悅的時間也會延長。當你花費變少，每次買東西都會更謹慎，也比較沒有罪惡感，你自然會期待並享受這難得的時刻。

延後花錢，以便好好品味期待已久的快樂。我們在花錢中獲得的快樂（以及各種愉快體驗），大多數來自期待。好比我在規劃旅遊行程時，所獲得的正面情緒幾乎和旅途中獲得的相等。延長從考慮到購買的時間，你會得到更多樂趣，因為你有機會做出更好的決定。舉個例子，在你按下海灘假期的「確認購買」鍵之前，你會記得先查明當地雨季何時開始。

關於「是喜歡還是想要」偏差，人的**想要**（欲望）和**喜歡**（享受擁有）並不同，部分原因是兩者牽涉不同的大腦運作體系。你可能會**強烈**想要某個你有能力獲取的東西，可是一旦你得到它，你會發現自己不怎麼**喜歡**它，根本不值得你花錢或時間取得和／或保存它。比如說，你在商品展示室瀏覽各種電視機，你或許非常**想要**最大的那一

台，但事實上，觀看六十吋大螢幕和四十九吋中螢幕，對你來說兩者的**喜歡**程度可能沒有多大差異。

免費不是真的不用錢：機會成本

人往往以為花錢只消耗一種成本。消費這件事還有另一項非常重要的成本，也就是你投注的心力。許多免費（或便宜）服務往往無所不用其極地要使用者上癮，把我們推下過度消費的深淵，就像網飛（Netflix）的連續播放模式，讓你一集接著一集欲罷不能。當你捲進這類漩渦當中，多少會覺得愉悅，雖然沒有直接的金錢花費，當中卻隱含機會成本。

如果你對「機會成本」這個術語並不熟悉，不妨看看簡單的說明：機會成本是你正在進行甲選項，因此你無法進行乙選項。要是你沒有花這麼多時間泡在免費服務當中，而是去做別的事，你的資本淨值有很高機率獲得更正面的成果。你使用社群媒體或觀看電視節目時，不是在從事思緒放空（比如散步）的有益活動，也不是在享受有助於提升解決問題能力、注意力、人際關係、身體健康或思考彈性的嗜好或興趣。

我們很容易對過度消費進行自我批判，並以為只有自己才會這樣，直到你仔細思考商人在這當中挖了多少「坑」，才會發現行為是可以塑造的。如果說，美國人每天平均花六小時看電視或滑手機，那麼三億五千萬人的問題就不能算是個人問題了。減少消費不在企業的利益考量之內，你只能自己重新塑造行為模式。你可以為自己設計一些改變。舉例說明：

- 手機在某個時段關閉通知功能。我目前晚上十點到早上十點之間關閉通知，效果不錯。

- 有個替代或補充方案：你可以永久關閉手機上所有和商業活動相關的通知，只保留和人（好比傳訊息的應用程式）有關的通知。

- 手機桌面主頁試著只留下實用的應用程式，比如地圖、便條和天氣。將其他應用程式挪到另一頁，以資料夾儲存，比較不會下意識點開它們。這些細微的更動會帶來改變，相同原理也可用於生活中各個層面（相關建議參見 www.timewellspent.io）。例如，谷歌總公司將 M&M's 巧克力放在不透明的灰色罐子裡，以免員工老是下意識抓巧克力出來吃。同樣

的，你也可以將一些應用程式放進不吸引你的資料夾中。

- 如果你想了解自己多常瀏覽特定網站，不妨使用「保持專心」（或類似的應用程式）。使用這個程式設計的封鎖功能，在你每天瀏覽網站達若干分鐘後，禁止你再造訪。誠如第五章所述，你永遠可以暫時使用這個方法修正下意識行為，不需要全盤接受或完全不採用本書提供的解決方案。

讓好習慣互相影響。我們的時間和精力都有限，請確保你的選擇具有多方面益處，包括財務面。體能活動是理想選擇，這方面有許多典型例子，比如說以省錢的步行或騎單車代替其他交通工具，步行還有個好處，你走路時不會花錢。此外，不僅是激烈運動，任何體能活動在後續幾小時內都能讓心情更加愉快，還能提升自制力。將體能活動和最能激勵你的個人價值連結起來。只看重即時效益，不要在意那些長期收穫，這樣習慣會更有彈性。請考慮透過體能活動獲取效益，好讓你立刻覺得充滿活力或對生活有新的看法，不要從事那些長期累積才有益處的活動。不管你最初目的是不是為了更活躍，同一個行為將為你帶來各種不同益處。

所謂的「省錢方案」大多都是要你花更多錢

市面上有各種省錢方案，弔詭的是其設計原理幾乎都是為了要你花更多錢。例如大拍賣、折價券、促銷碼、信用卡紅利回饋、其他獎勵方案，以及長期會員方案、免費試用期、免費樣品、無條件退貨政策、訂閱方案與快速而免費的寄送服務。低得不合理的入門價格是另一種銷售手法，目的是放長線釣大魚，最後不是要你買昂貴配備，就是讓你陷入品牌迷思。

這些手法不只用來鼓勵你和荷包裡的錢說再見，甚至巧妙地設計、測驗和施展，好讓你長期在某個品牌或企業的商品上砸大錢。當然，參加各種獎勵回饋方案，可能很有價值。然而，當你準備做決定時，至少要確保一件事：對於品牌為什麼要提供獎勵方案，以及其中牽涉的行為心理學，你都應該有個底。免費和便宜方案若目的是為了吸引你上鉤，將來讓你掏出更多錢，那麼它就不是真的免費或便宜。

解決辦法

以下祕訣幫助你抗拒那些鼓勵過度消費的行銷手法。

- 取消訂閱折扣電子報，需要折價券或打算參加促銷活動時，大可以上谷歌搜尋。

- 如果你有過度消費的習慣（哪怕你根本沒有），可以擬定個人策略，不要接受免費或打折服務。如果某項服務對你來說很值得，就算花原價買下還是值得。這叫做反直覺思維，我提起它自有我的用意。當會員／訂閱制企業為新服務提供免費試用或折扣，這時便觸發稟賦效應（endowment effect）──對於我們擁有的物品過高估價。不妨假設你收到折扣訊息，邀請你以五折優惠價加入量販店會員。原價是六十美元，但你只需要付三十美元。原價對你來說沒有誘因，但半價有利可圖，大腦的獎勵中心立刻鈴聲大作。等到入會價恢復六十美元，很可能你還是會覺得很值得，並且不太在意你在這家店買了多少東西。為什麼？因為對現在的你來說，六十美元可以幫你**保住**會員資格，而不是讓你得到它，你的損失規避心態已經觸發（我們很快就會詳細探討損失規避心態）。基於這種認知效應，你應該要先想清楚，若以原價購買一項服務是否值得，接著再決定要不要接受折扣方案。一開始用原價來考量，這樣你就會很清楚自己是否樂意接受。如果你接受

免費試用，那麼至少試用期一開始就關掉自動續約功能，在試用或折扣期滿之後多給自己一個月，慎重考慮要不要以原價購買會員資格。

- 留意那些會提高奢侈等級的促銷方案。比如說，當你申請飯店聯名信用卡，可以得到該飯店旗下任何一家分公司一夜免費住宿。優惠方案讓你享受該品牌最好的飯店，然而，當你有過奢華體驗，很可能就想再次感受，這是人性。「我值得享受」是一種很棒的感覺。

- 想一想你都在哪裡購物。請記住，對行為影響最大的往往是環境而非個性。如果你在主要販售蔬果（比如便宜的當地超市）的地方購物，你買的東西就以蔬果佔大宗。同樣的，你或許會（或許不會）發現，在量販店採購食品，你會吃得更便宜又健康，因為你買到的是新鮮的全食物，而且是容量較多的家庭包。在某種程度上，你需要自己測試，看看你是否很容易受影響，在買了兩磅藍莓後又買一台電視機。

- 接受別人評論你的消費模式。我們很容易認為別人是在暗示我們：你沒有資格擁有想要的東西。然而，聽取他人的評論依然有寶貴的用處。不妨假設

你將外出吃飯列入三餐的預算之中，但有個外人一眼就看穿，你想去外面吃飯其實是為了找樂子。如果你能明白對方的用意，這個小小的認知轉變或許會稍微改變你的行為，不管是長期持續或偶一為之，都能幫助你以更開放的心態面對不同選擇。同樣的，小氣配偶或家人的一句提問：「你花那些錢有得到同等的快樂嗎？」或許可以幫助你認清事實。

- 請留意，比較同類的各級商品很可能會導致你想要更好的選擇，但你根本用不到那麼多功能。比較商品凸顯各種選擇之間的差異。我們傾向於高估這些差異對幸福感造成的影響，因此你會買四百美元的攪拌器，儘管三百美元機種已經具備你需要的所有功能。當你面臨這些決定，請迅速計算一下，沒買到昂貴等級功能而後悔的可能性很小，你為了避免後悔卻得多花多少錢。以剛才提到的攪拌器來說，假設你評估沒買四百元機種時，感到非常懊惱的機率有百分之十。由此看來，冒著會後悔的風險買三百美元機種比較合理。如果你進行類似交易十次，為了那十分之一可能會後悔的風險，總計多付的金額便高達一千美元（一百元乘以十），都足夠你再

多買幾台二級攪拌器了！當你以這種模式來衡量決定，很容易就能更理性看待。在各種情緒當中，人最願意多花錢去避免的就是後悔。然而，你可能高估了後悔對你造成的影響。

- 如果你發現自己的品味已經慢慢來到奢侈等級，試著將便宜和昂貴的習慣混合在一起。舉例說明，我前往機場時會搭公車，而不是選擇機場接送或共乘計程車。同樣的，當我獨自旅行，有時候會捨棄飯店，改下榻青年旅館。二十多歲時，我只負擔得起青旅的住宿費。我現在還維持這些習慣，因為它們始終沒有離開我的正常自在行為範圍。我不想讓自己習慣住豪華飯店，一旦養成這種習慣，以後就算住到舒適的旅社，我也會不樂意。此外，我也想要避免享樂適應[5]心態，這樣才能讓豪華大飯店始終是心頭的高級享受。

　　樂意忍受生理不適（比如背著沉重的背包步行，沒有搭車）與抵抗心理不適的能力互有關連。有時候，為了達成目標而主動體驗生理不適，有助

---

5 Hedonic Adaptation，這是指當人因改變而快樂，例如飯店房間或機艙升等，一開始會非常高興，但很快就會適應，並回復到平常快樂的程度。

於你忍受心理不適。例如，開始從事有氧運動後，可以降低面臨心理壓力的生理反應。

- 假如你常購買二手貨，讓這個行為留在你的舒適圈當中。比如說，假使你每三個月在二手拍賣網站買東西，這個行為可能會成為一種習慣。養成習慣後，每次你都會把購買二手貨列入選擇考量，哪天你決定採用它時也不會覺得不妥。想一想，你堅持要買全新物品時，其實有哪些可以考慮二手貨？

- 基於損失規避心態，我們會花更多錢，期望將發生問題的機率降到最低，求個心安。好比你可能願意花兩倍價錢，在以賺取高額利潤為目的的傳統通路買名牌貨，而不願意在拍賣網站上購買雜牌貨，即使雜牌貨的品質有高達一半機率還可以接受。為了避免不可靠的情況發生，即使機率極低，人們依然不惜耗費巨資。甚至是購買小東西，原本就不需要顧慮太多，沒有可靠的保證也無妨，但就是改不掉這習慣。

- 試著重新定義你原本認為的普通和奢侈。三十歲便退休的部落客彼特・阿德尼（Pete Adeney）經營錢鬍子先生（Mr. Money Mustache）網站，據他表示，

如果你正準備開始物色車子，其實低於五千美元就能買到可以開十年的好車，不需要花更多錢。我曾在數個城市居住，當時全仰賴大眾交通工具，轎車確實是奢侈品。當我想到二〇〇六年款本田 Accord 轎車居然是奢侈品，不禁面露微笑，因為這個想法有趣又真實。這輛配備空調的車子載著我到處去，使命必達。如果你的老爺車已經是奢侈品，你根本不需要再買夢幻房車！當你選購車輛時，可能會考量（經證實的）安全性能，但撇開這一點不談，你買的任何車子都可以是「夢幻」車款。

- 大牌子讓我們容易受到**光環效應**的影響，因為商品和另外的事物連結，使人對它更有好感。通常光環效應是指某個不真實事物與某個真實事物互相連結。舉例說明，當漢堡搭配芹菜棒一起上桌，而不是單獨供應漢堡，消費者就會低估它的熱量。弔詭的是，當菜單上同時有健康和放縱的選項，人更有可能選擇放縱版。如果我們喜歡某個品牌，就會因為光環效應對它的所有商品更加嚮往。假設你熱愛手上那支特定牌子的昂貴手機，但事實上平板電腦若也購買相同品牌，不一定是最好的選擇。同樣的，就投資方面來看，你不會因為某個受歡迎的名

人投資一家公司，你就想要跟著投資。

損失規避

也許**損失規避**是人最大的金錢認知偏差，這個觀念我前面曾簡單提及。損失規避的基本要點是，對於金錢方面相同程度的損失和獲得，人對損失而心痛的恐懼，往往遠勝於對獲得而喜悅的期待。失去一美元的痛苦比獲得一美元的滿足感還要強烈。接下來看看另外兩個例子。

1. 當你請商店提供購物袋而須多支出十美分，感覺往往比自備購物袋但沒有獲得十美分優惠還要糟糕。
2. 想到被偷一千美元和因為投資或改變習慣而少賺一千美元，前者更令人心痛。

損失規避有個經典的例子，亦即拋硬幣實驗：受試者被告知，拋硬幣的實驗結果如為反面，需要支付十美元。如為正面頭像，就可獲得十美元。一般來說，每次正面頭像給予的金額若小於二十美元，就沒有人要加入這個實驗。實驗證實，我們對損失比對獲得還要敏感兩倍。損失規避心態降低人的投資意願和／或使人選擇過度保守的

投資標的（不會出現區間暴跌的高風險，但可能長期下來還是有一點報酬率）。

克服過度的損失規避心態會讓你迅速邁向理性做決定、幸福而成功的康莊大道。你將擁有更大信心做出整體來說最好的決定。以下是一些相關建議，這些策略預先假設你對損失規避沒有抵抗力，盼望能協助你減少這種心態並尋找替代方案。

解決辦法

- 當你面臨損失規避，請運用基本計算來解決。比如說，假設你正在考慮訂五百美元的機票，但以後若要更改時間須額外支付一百五十美元手續費。現在假設你認為機票會愈來愈貴，你更改時間的機率只有百分之二十左右。如果你訂五次機票，就有一次必須支付改期手續費，每次買機票平均分攤三十美元手續費（一百五十美元除以五）。因此，如果預期機票漲價超過三十美元，提早訂票並承擔改期風險就很合理。請注意，不管你是否計畫搭五趟飛機，整個推算過程依然適用。**我自己對改期手續費有很嚴重的損失規避心態，因此這個策略對我來說很難執行！**

- 提到投資時，監控太少（應該避免）與太多都是個問題。當你投資股市，愈頻繁察看走勢，就愈有可能看到損失慢慢出現（百分之二或更高）。看到損失後，你會抽掉資金，偏離原本設定的投資計畫，使得你受到所謂的**行為差距**（behavior gap）影響。這是指投資人最終獲利率比投資標的本身的平均獲利率還低，因為他們試圖挑選最佳進場與退場時機。接下來討論監控太少的問題，顯然你不至於放著投資標的完全不理會，我只是要表明，太少監控投資也是個問題。有證據可證明，即使是最簡單而且不太需要抉擇的選項還是有明智的方案。例如，巴菲特曾說，對業餘投資戶而言，把退休金投入指數型基金，等於投資美國所有企業，這也是最好的選擇。

- 當某個行為需要你克服損失規避心態，看看這個行為能自動發展到何種地步。舉例說明，當你償還高利息的信用卡債後，打算在幾個月內將更多儲蓄撥進個人退休帳戶。如果可能，請今天就搞定自動轉帳，把轉帳日期設定在預計開始這項計畫的那一天。現在就指派未來的自己執行這個行動，比到時再打算更容易。從某種程度來說，現在的自己和將

來的自己宛如兩個不同個體，這便是一開始就要未雨綢繆如此困難的原因！透過這個方法，你利用對自身優勢的認知偏差，讓未來的自己進行正面的行為。

• 如果你正在考慮投資，請做好以下心理建設：偶爾發生的損失其實很正常，不需要大驚小怪。請利用谷歌搜尋股市曾經出現百分之五、十、二十、三十或五十跌幅的歷史時間表。當然，過去的情況不保證未來也會發生，但你可以將這個訊息當作基準，事先規劃遇到股票指數下滑的應變措施，並根據你的財務狀況評估何種程度才算是有風險。

重要提醒！

損失規避有個層面很吸引人：儘管程度完全一樣，痛苦對人的影響通常比快樂來得大。其實，人不但能忍受損失，也比預期恢復得快。因此，當你衡量自己禁得起哪種程度的損失，不至於驚慌並撤回所有資金，要知道你可能低估了自己的能力。你的心理免疫系統很可能比你認為的強，請運用策略，避免出現下意識反應。

損失規避的效力如此強烈，使我們忽視其他風險，特別是沒有作為的風險。談到投資，延遲採取行動的風險看起來比實際還小，因為就算是小或中等投資獲得高比例報酬，也不會讓你開心到哪裡去。假使你投資五千美元，哪怕獲益比高達百分之五十，也不過是兩千五百美元。但若你對投資不熟悉也不放心，一想到可能損失兩千五百美元，你就很難克服這層心理障礙。容忍週期性損失往往要很久以後才能等到豐碩的成果。

　　從另一面來看損失規避，當我們懼怕大規模損失，往往疏忽那些慢慢漏掉的小成本，但是日子一久便積少成多。比方說，你的投資有些規費表面看來差不多，當其他條件不變，這小小的差異卻會對你的獲利率造成驚人影響。關於這一點，可以參考美國證券管理委員會（Securities and Exchange Commission）的圖表分析〈二十年投資十萬美元的總價值〉（Portfolio Value from Investing $100,000 over 20 Years）（參見網址：www.sec.gov/investor/alerts/ib_ fees_ expenses.pdf）。事實上，不到百分之一的微小差異（好比投資基金的手續費有百分之零點二五，也有百分之一），說不定等於需要多工作一年甚至更久，才能實現你的退休目標。這一切可以用第五章探討過的通則來

解釋，我們往往低估低效率積少成多的影響力。你可以下載應用程式（好比 FeeX），自動追蹤你的規費，還能計算你實際要付出多少錢。

不要把損失規避心態當作個人問題。我們一直在討論的認知偏差是一種人性共通點，並非只有你才這樣。不需要感到羞愧或忙著批判自己。損失規避心態發作時，要做出好的決定已經夠難，更別提還要一次又一次克服它。因此，誠如前文所述，請讓「良好」行為自動為你引路，以便將心病發作時還要勉強自己的情況降到最低。

當你需要了解損失規避如何影響你做決定，不妨抱持成長心態看待整件事。也就是說，相信自己的能力可以提升，而不是認定自己有或沒有能力。

如果你對投資感到焦慮，可以和挺過市場低迷的人請益，好比那些走過二〇〇八金融風暴的投資戶。查明他們經歷過哪些損失，如何應付，後來又是如何從谷底再爬起來。

沉沒成本謬誤是損失規避的分支。我曾在前文針對時間和投注的心力分析沉沒成本，現在就來看看金錢方面：你花了六百美元修理車子，幾個月後它又故障了，這

次必須花四百美元。因為你已經支出六百元，你很有可能會再掏出那四百元，但若一開始就需要花一千美元修理費，你不一定會願意。這是為什麼？沒有花那四百元會讓你覺得自己浪費了前面的六百元，哪怕你合理地評估過，像這樣反覆修理車子只是證明你賠了夫人又折兵，但你就是放不下撈本心態，總想從已經花掉的六百元榨出一些剩餘價值。當我們需要取消沒有使用的付費服務，同樣會面臨沈沒成本陷阱，你總會忍不住想，只要繼續付費並大量使用這項服務，就能從已經付出去的費用當中多撈一些本回來。然而，這種想法根本不合邏輯。

規劃強制性的財務目標

　　缺少有意義而具強迫性的財務目標時，你很容易就忽略機會成本。不管你從哪裡開始都適用這個原理。你目前的目標或許是存夠緊急備用基金，或者有一個更遠大的目標，比如說四十歲退休。一旦有了財務目標，不妨迅速計算一下，不同選擇會加速還是延緩達成目標。「如果我在這個上面花了 X 元，但沒有用來達成目標，將來我就要慢 Y 個月才能實現它。」或是「如果我做了 X 這件事，就能提早 Y 個月達成目標。」不需要永遠優先考量

長期目標，但至少偶爾「關照」它一下。

評估堅持留下不需要的東西所需的機會成本。不妨假設家中各處堆著你不太重視的東西，你認為它們的出清總價應該有一千美元。遇到這種情況時，諾貝爾獎得主丹尼爾・康納曼（Daniel Kahneman）推薦我們運用**前夜試驗法**（overnight test）克服損失規避心態。想像前一天晚上，有人用一千美元跟你買走那些東西。手上有了這筆錢，你會不會又去買一樣的東西回來？如果不會，那就表示可以賣掉它們。你可以用前夜試驗法評估手上所有資產，甚至包括股票投資。問問自己，我目前賣得掉的投資項目，我願意再花相同的錢買回來嗎？要始終評估這一點：保有物品所需要的成本將對主要財務目標造成何種影響。舉例說明，「如果我上拍賣網站賣掉東西，獲得一千美元，將這筆錢用於投資，我可以提早 X 個月達成目標。」

由於損失規避心態如此頑強，很難轉成更理性的思考並採取行動。請考慮看看，找一個有責任感的夥伴對於達成目標是否有幫助。

經濟學有個議題：如何「取代」金錢。這個有趣的

詞或許能讓下面的觀念好記一些。**取代**基本上是指可替換。你可以想想和投資報酬率與機會成本相關的金錢決定。比如說，換掉家裡的舊式燈泡，改用效能更佳的替代品，或者提升家裡的隔熱效能，如此一來能夠獲得多少投資報酬率？你的評估結果或許是：這項投資報酬率可能比股市獲益高，但比還清信用卡債低。因此，你會排定這樣的先後順序：先還掉信用卡債，然後改善家裡的能源功率，最後才是投資股市。（你必須按照自己的實際情況評估，本文只是假設。）

如果為了退休而節儉會令你沮喪，那麼不妨換一個比較能令你振奮的說法。不要一直想退休的事，你應該專注於財務獨立。這代表你可以持續從投資獲得完全足夠應付支出的收入，你不再需要工作賺錢，但你或許還是會基於其他理由而工作。有一套理論是這麼說的：為了達到財務獨立，你必須將二十五到二十八倍的年支出用於投資（更深入的說明請見「百分之四法則」〔The 4% Rule〕）。如果你一年的支出是三萬五千到四萬美元，那麼你需要準備一百萬美元用於投資，但若一年花費七到八萬美元，就需要準備兩百萬。根據這個理論，一旦投資達到這個水準，從財務面來看，你就是個完全自由的人。這

時你有很高的機率可以離開賴以維生的工作數十年，錢都不會用完。

還有另一種財務獨立的計算方式：如果你將百分之五十收入都用於投資，十六年後可能會從零達到完全財務獨立。如果你只存收入的百分之五，就需要五十年才能財務獨立。我不是投資顧問，你應該自己研究並做出結論，不過談到為了準備退休而省吃儉用，這裡要提供換個角度思考的有趣觀念。有的選擇像是工作到六十五歲甚至更久，聽起來很正常，畢竟多數人都是這麼做，但還是有一些其他選擇。以下的例子說明，放大思考格局或許是動力的必要來源。比較遠大的目標不一定會比小目標更難達成，將一半收入存起來可能比存更少的錢還容易，因為目標更加鼓舞人，而且它會迫使你大幅改變消費習慣。

存錢和獲得更多空閒時間往往相輔相成，然而如果你無法二者兼顧，不妨參考這個建議：有些研究證實，看重時間比看重金錢更令人快樂。

排除「不想忍受煎熬」的心態

前文提過一些例子，說明不想忍受煎熬的心態如何導致不良理財決定，比如說因臣服於恐懼寧可永不投資。這方面還有哪些例子？不妨假設有個朋友剛去度假，而且搭乘商務艙，令你羨慕不已。於是你下回安排旅行時，也訂了商務艙機票，儘管你根本就負擔不起。或是當你無聊、疲累或孤單時，就會過度消費。請參閱第四章，尋找適合你的方案，排除這些不良情緒。

如果你很容易感到焦慮，要特別注意一個情況：焦慮的人偏好穩定的選擇，不喜歡不穩定的事物，即使根本沒有損失的風險，而且很可能不穩定的選項更有賺頭。例如，假設你可以將車子以低而穩定的價格賣給中古商，如果你選擇自售，便無法確定何時才能售出，或者售價如何。然而，不妨這樣評估：你還是有可能在很短的時間內自售成功，就算沒有，依然能將車子賣給中古商，這個選項不會消失。如果你願意忍受不穩定局面，就可以追求利潤更高的選項。請先了解自己的特質，接著擬定計畫，避免因為不想忍受暫時的焦慮和不穩定而導致錯誤的理財決定。

因小失大

本章最後要為過度節儉的人提供一些祕訣。理財類祕訣往往聚焦於愛花錢的人，但是因小失大同樣會損害你的整體財務面和／或生活滿意度。以下是一些弄巧成拙的相關例子，請在和你有關的案例旁邊標註記號。因小失大的人會這樣：

- 做決定時不考慮與錢無關的成本。比如說，他們為了節省五十美元，選搭轉機兩次的航班，以致抵達目的地時疲累不堪。
- 為了省一點小錢，開車到很遠的地方。他們會為了省五美元，開車穿過整個市區。
- 就算報酬率明顯高過投入的成本，他們也捨不得購買工具。
- 遲遲不買必需品，一定要等到大拍賣時降到令他們滿意的價格，即使這會造成不必要的壓力和不便。
- 即使用很便宜的價格就能聘請專家，而且成效比自己花費大把時間更值得，他們還是寧可一手包辦各種任務。他們嚴格奉行「DIY」原則，也許不會考慮當中的機會成本，與其將這些時間花在 DIY 上面，

不如進行更有賺頭或對精神層面更有幫助的選項。

- 他們會為了一點小錢與親友爭吵。

- 對金錢有控制欲，當配偶提議適當整修房子，他們會極力阻止，沒來由地想要掌控金錢。

- 如果維護居家品質需要花錢，他們也會避免，只能一直住在沒有維護的環境當中，最後反而因為年久失修需要花更多錢。

- 損失規避心態非常強烈，手邊保留大量現金。

- 花很多時間理財，但只著重小錢，顧不了大筆金額。他們費盡心思買折扣商品，不願買品質較好但較貴的牌子，可是他們已經多年不曾要求加薪。

解決辦法

1. 試著列一份簡短的清單，主題是：金錢為什麼對你如此重要。舉例說明，因為你希望能輕輕鬆鬆支付醫療保健費用、想要有速度很快的網路、有能力大快朵頤美食，以及到各地拜訪朋友和家人。

2. 因小失大的人最大問題不在於錙銖必較，而是沒有顧全大局。因此本章對於幫助人們放大格局的建議，你都可以參考看看。

3. 你特別要注意計算自己每個選擇的機會成本。例

如，某一餐選擇熟食或速食，或許可以讓你在特別繁忙的日子裡省下一小時，並將這段時間用於工作。不妨彈性調換事務的先後次序，不要每次都堅守同一個原則。

4. 運用一些方法，達到百分之八十的益處。舉例來說，我運用沃爾瑪省錢捕手（Walmart Savings Catcher）應用程式，自動和其他商店比價，在各店購物好處多多，可享有折扣方案，又省下大量時間和力氣。

5. 接受誤判。人難免後悔買了某個東西，想一想，你能接受這種情況每隔多久發生一次？迅速做決定有什麼價值？

6. 如果你想自由自在地購買喜歡的奢侈品，請仔細思考，你的大腦獎勵中心在什麼情況下會被觸發。舉例來說，當我以折扣價買了一張禮物卡（自用），因為很高興打了折，於是在商店花了更多錢。消費過度的人若想改掉愛花錢的習慣，少參加促銷活動可能是個好主意，而對過度節儉的人來說，則要反其道而行。諸如禮物卡、哩程數或者點數等等「假錢」，花掉它們會比花錢還要容易。

7. 除非你把時間用來賺錢，否則不要認為你的時間有價值。人們認為時間就是金錢，這是一大陷阱，畢

竟大多數人就算付費請人打掃家裡，他們也不會在工作上多花一小時。記住，我們需要時間休閒和放鬆，以便有清楚的頭腦，除了幫助我們認清所有選擇，將不同類型的資訊連結起來，還能做出好的決定（更別提享受人生）。

準備進入結語

☐ 在本章所有內容當中，對你來說哪個部分有立即效用？

☐ 哪些觀點你覺得有趣，但還沒有擬定執行它們的計畫？現在就開始計畫吧。

結語

　　恭喜你進入本書尾聲！現在請回顧在第一章設定的目標，評估你完成了多少。

　　如果你沒有設定目標，現在還有機會。我只會給你一個建議，你不用擔心選擇太多而不知如何是好。請從本書挑選五個你想要在生活中實踐的觀點。可以看看你在各章做過的標記或寫的註解，作為參考依據。不需要非常謹慎選擇，只要找五個順眼的就可以了。

　　決定好後，以下還有兩個建議，供你持續擺脫自毀模式以及預防重蹈覆轍。

向前邁進：每週檢查一次

　　我建議你每週自我檢查一次，回顧上一週的情況。如果上一週你曾經出現自毀行為，請想一想你這次如何採取不同行動，以及本書提供的方案中（或者你自己的解決方案），有哪幾項可供運用？

　　同時，你還要展望未來一週，看看是否有機會將讀過的觀點和方案付諸實行，優先考慮執行一次就能持續帶

來效益的行為，捨棄那些需要不斷重複執行的部分。確保你已全盤考量生活各個層面，包括自我管理（快樂、健康等等）、組織、人際關係、金錢和工作。

請考慮在半年或兩個月內重讀本書

我們已經一同探討了許多層面，當你執行最喜歡的觀點幾個月後，再回來重讀本書，你的見解會全然不同。你很可能發現新觀點，並以全新方式將它與你的生活和行為連結起來。

謝謝你與我共享這趟旅程，建議你研究我提供的人生地圖，製作一份你個人專屬的地圖。盡情發揮創意吧！希望你在本書學到的知識能助你追求最有意義和最重要的目標。

gobooks.com.tw

HD 123
與焦慮和解2：
破除自我批判、極端思維、逃避心理，洞悉壞習慣根源，使你過得更快樂的自我療癒指南
The Healthy Mind Toolkit: Simple Strategies to Get Out of Your Own Way and Enjoy
Your Life

作　　者	愛麗絲‧博耶斯（Alice Boyes）
譯　　者	蔡心語
主　　編	吳珮旻
編　　輯	蕭季瑄
美術編輯	林政嘉
內頁排版	賴姵均
企　　劃	鍾惠鈞

發 行 人	朱凱蕾
出　　版	英屬維京群島商高寶國際有限公司台灣分公司
	Global Group Holdings, Ltd.
地　　址	台北市內湖區洲子街88號3樓
網　　址	gobooks.com.tw
電　　話	（02）27992788
電　　郵	readers@gobooks.com.tw（讀者服務部）
	pr@gobooks.com.tw（公關諮詢部）
傳　　真	出版部（02）27990909　行銷部（02）27993088
郵政劃撥	19394552
戶　　名	英屬維京群島商高寶國際有限公司台灣分公司
發　　行	英屬維京群島商高寶國際有限公司台灣分公司
初版日期	2020年05月

國家圖書館出版品預行編目（CIP）資料

與焦慮和解2：破除自我批判、極端思維、逃避心理，
洞悉壞習慣根源，使你過得更快樂的自我療癒指南/ 愛
麗絲‧博耶斯（Alice Boyes）著；蔡心語譯. -- 初版. --
臺北市：高寶國際出版：高寶國際發行, 2020. 05
　面；　公分. --（HD 123）
譯自: The Healthy Mind Toolkit: Simple Strategies to
Get Out of Your Own Way and Enjoy Your Life

ISBN 978-986-361-830-0（平裝）

1.焦慮症　2.通俗作品

415.992　　　　　　　　　　　　　109004280

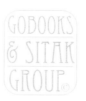